ADVENTS ASANAS

DER YOGA ADVENTSKALENDER

24 Yoga-Übungen für mehr Besinnung, innere Ruhe und Achtsamkeit in der Vorweihnachtszeit

SARAH WAGNER

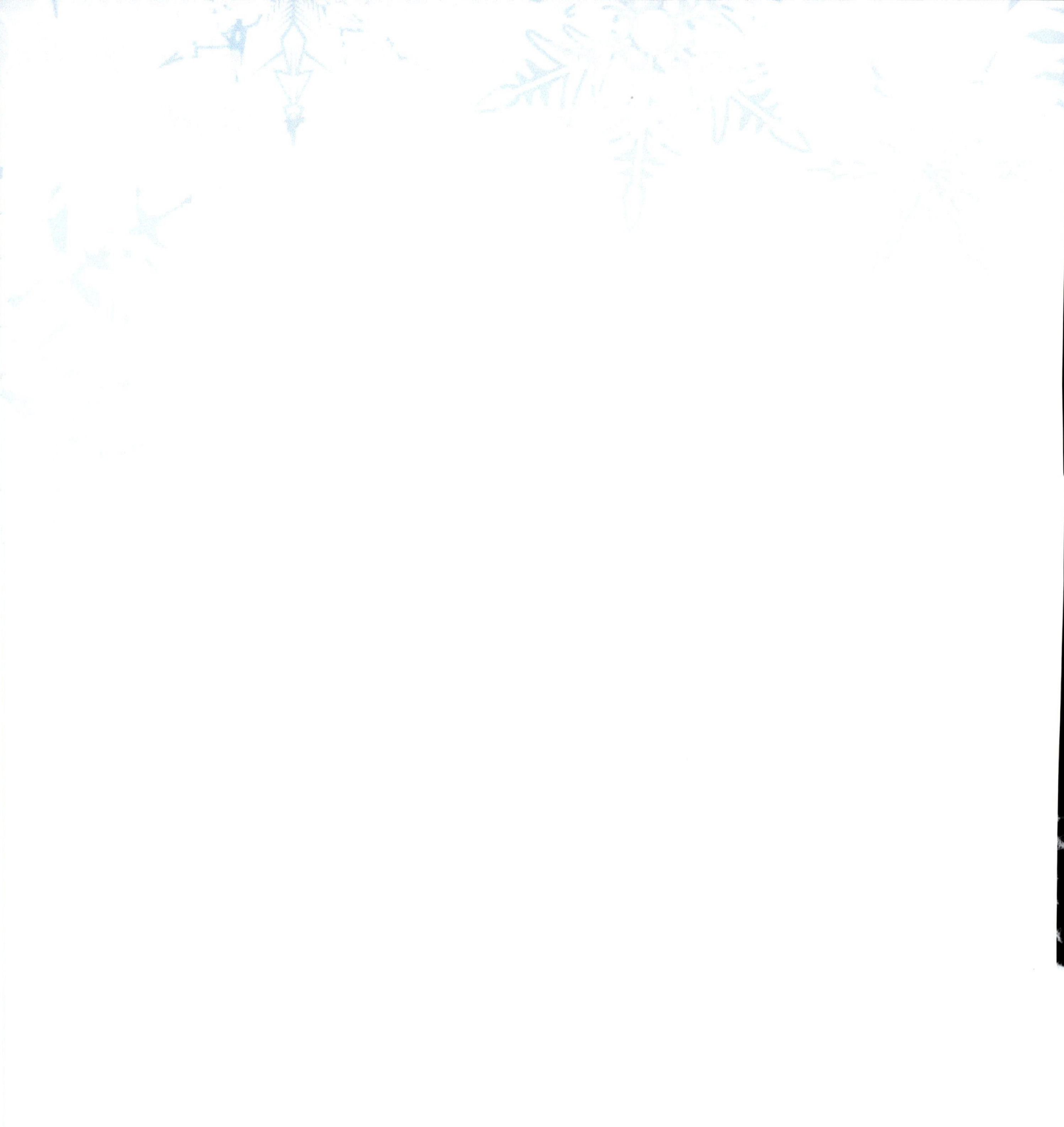

INHALTSVERZEICHNIS

YOGA ADVENTSKALENDER

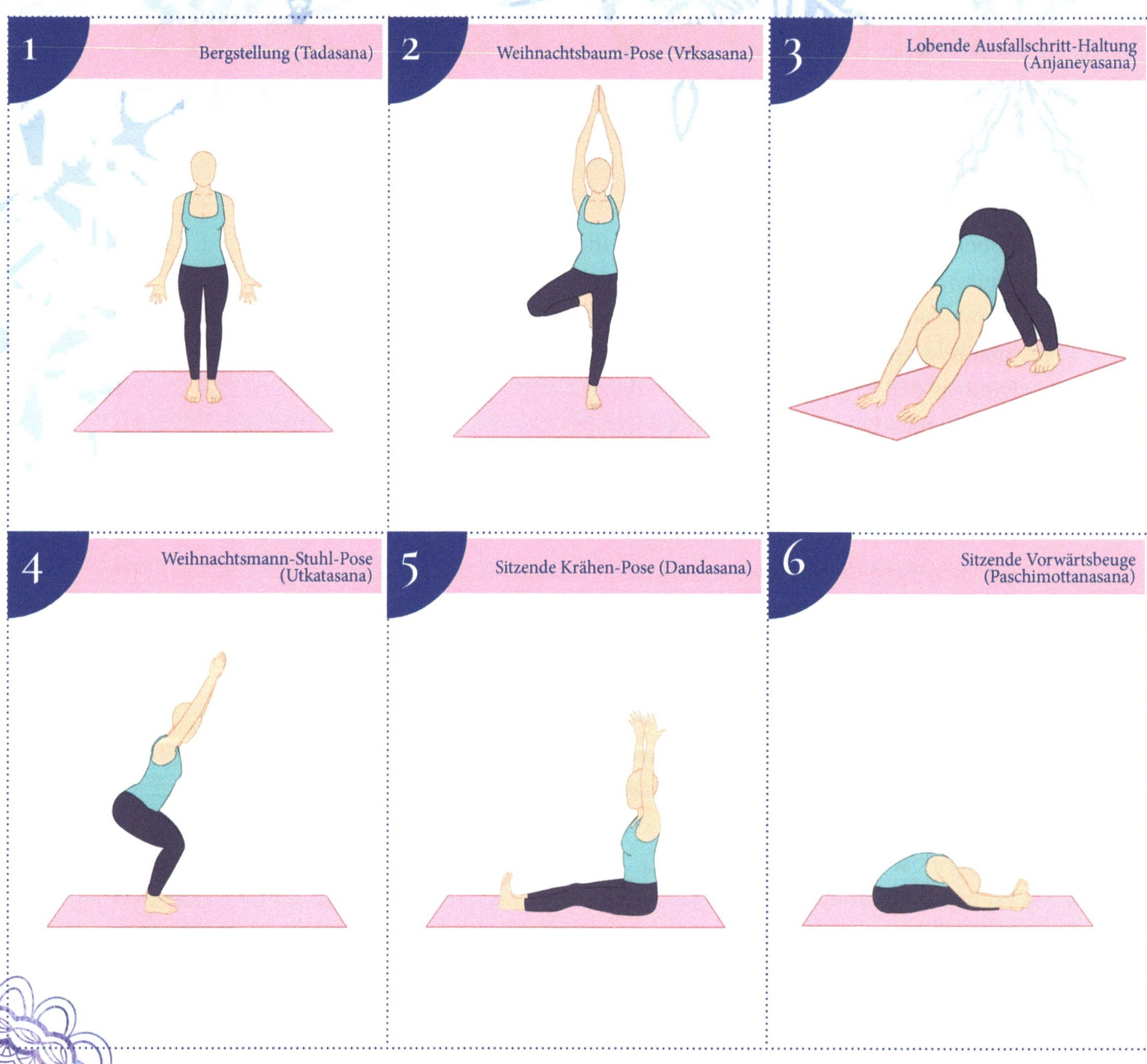

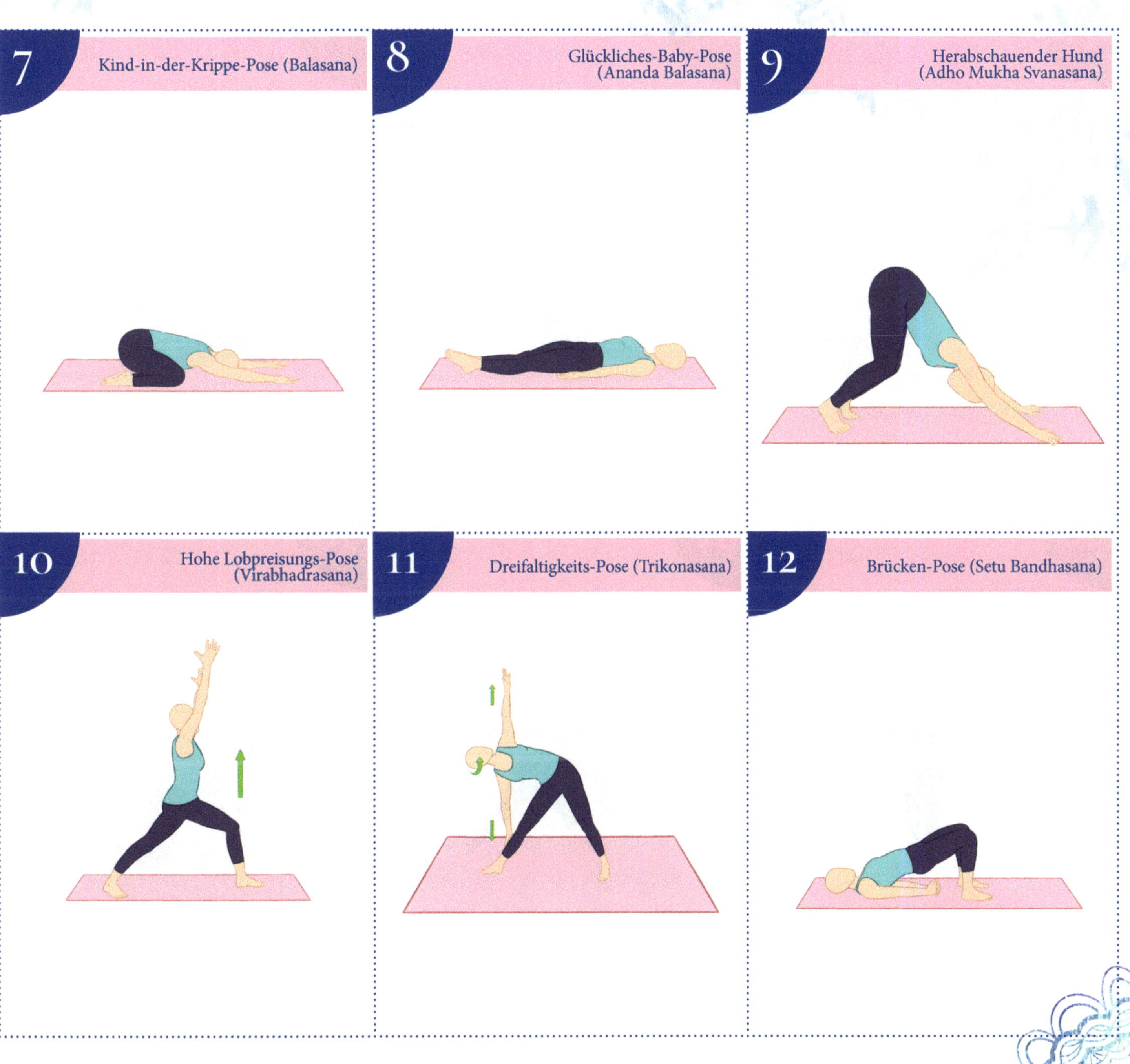

7 Kind-in-der-Krippe-Pose (Balasana)
8 Glückliches-Baby-Pose (Ananda Balasana)
9 Herabschauender Hund (Adho Mukha Svanasana)
10 Hohe Lobpreisungs-Pose (Virabhadrasana)
11 Dreifaltigkeits-Pose (Trikonasana)
12 Brücken-Pose (Setu Bandhasana)

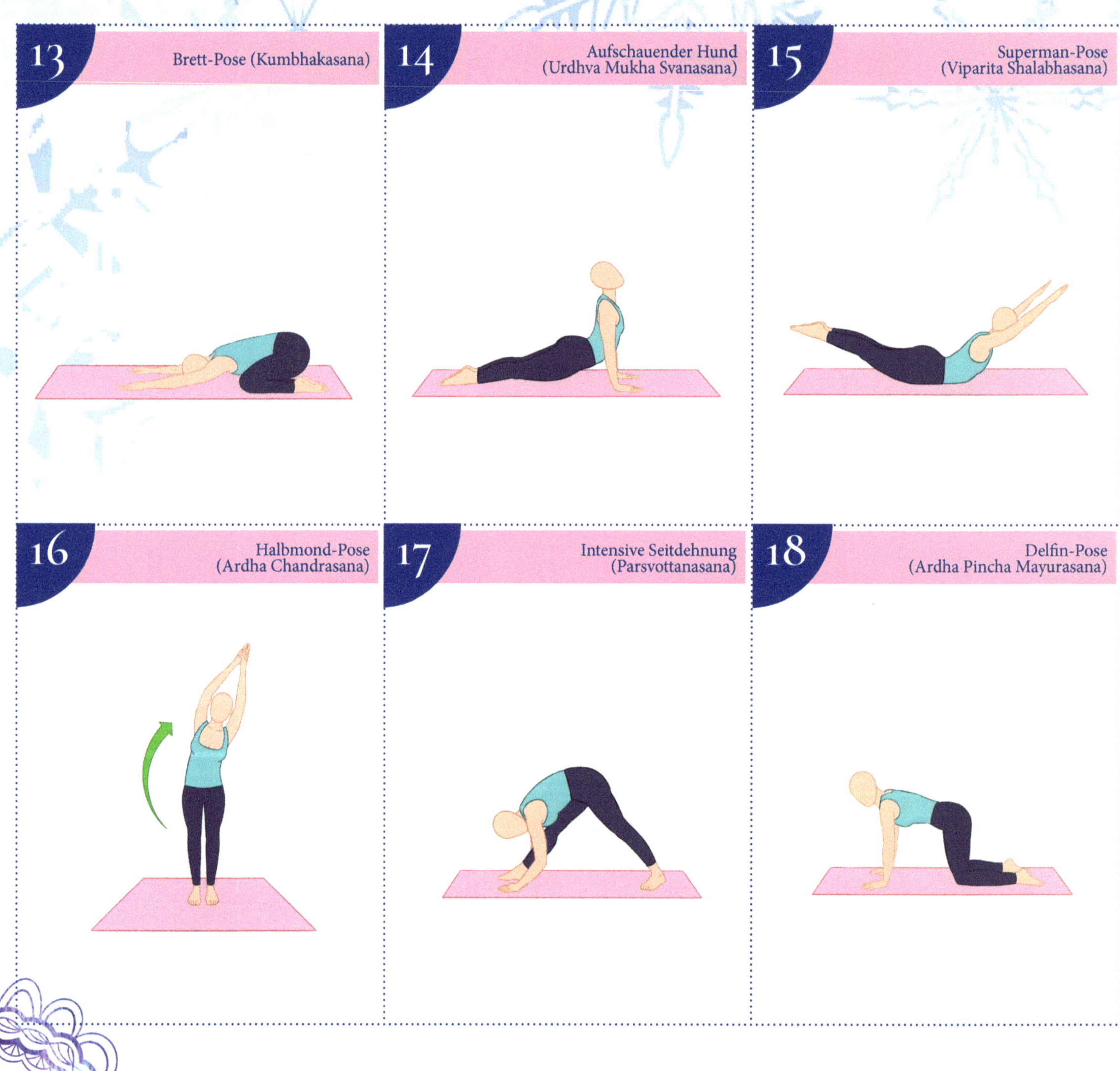

13 Brett-Pose (Kumbhakasana)
14 Aufschauender Hund (Urdhva Mukha Svanasana)
15 Superman-Pose (Viparita Shalabhasana)
16 Halbmond-Pose (Ardha Chandrasana)
17 Intensive Seitdehnung (Parsvottanasana)
18 Delfin-Pose (Ardha Pincha Mayurasana)

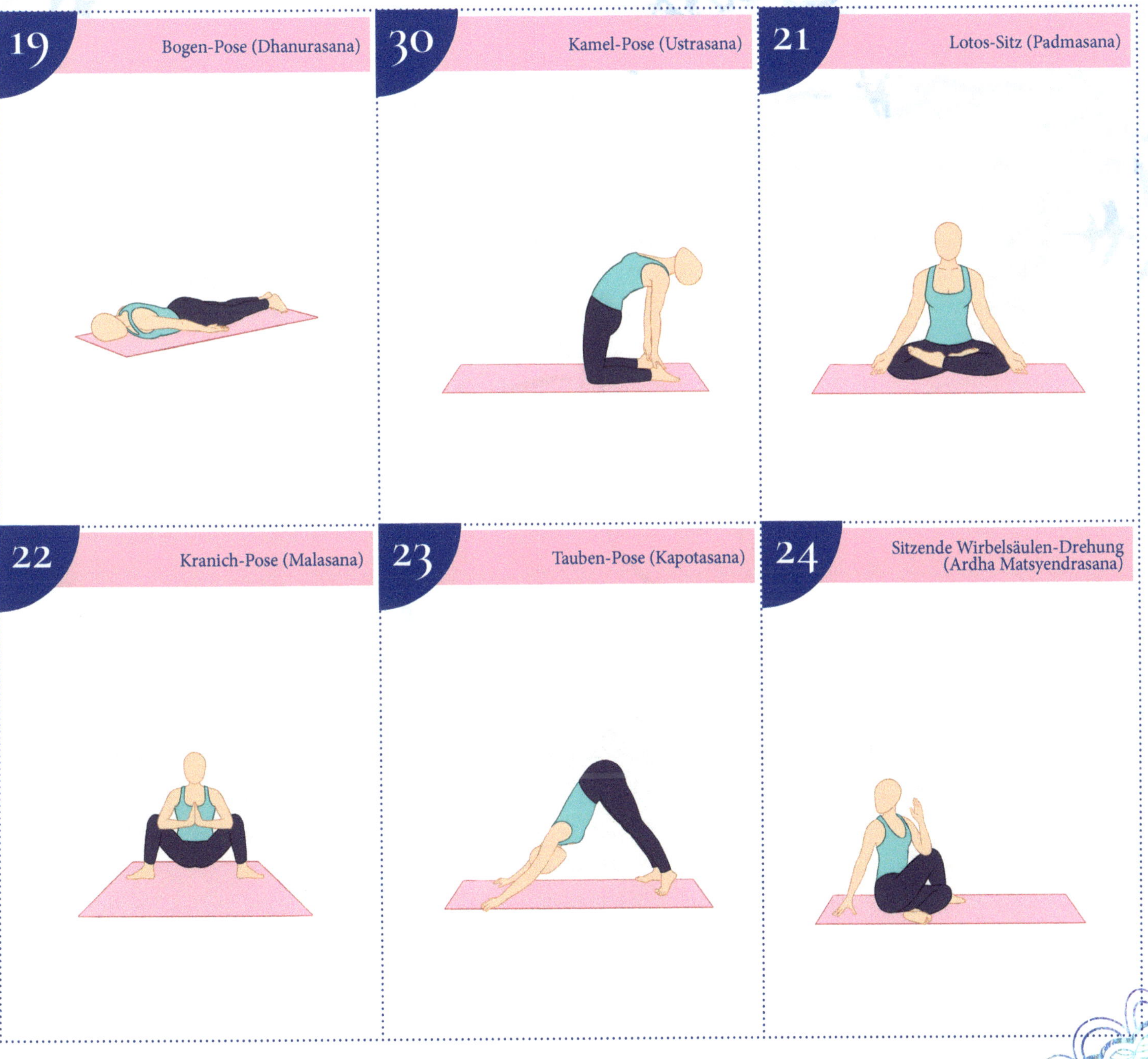

19 Bogen-Pose (Dhanurasana)
30 Kamel-Pose (Ustrasana)
21 Lotos-Sitz (Padmasana)
22 Kranich-Pose (Malasana)
23 Tauben-Pose (Kapotasana)
24 Sitzende Wirbelsäulen-Drehung (Ardha Matsyendrasana)

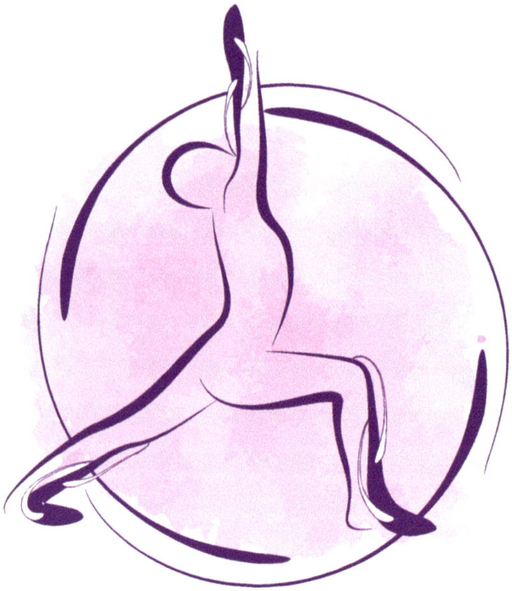

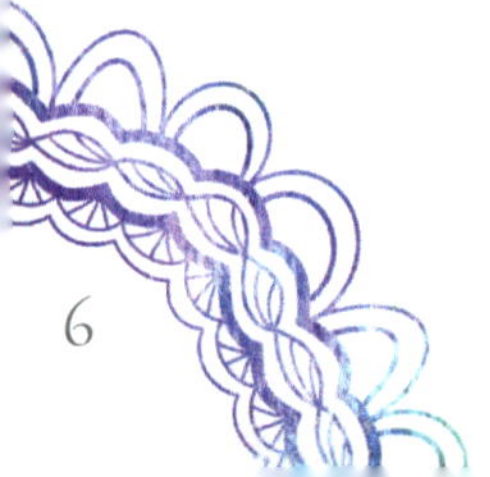

DIE MAGIE DES ADVENTS

Der Advent ist eine Zeit der Erwartung, der Vorbereitung und der inneren Einkehr. Es ist die Zeit, in der wir uns auf das kommende Weihnachtsfest vorbereiten, das Licht in der Dunkelheit feiern und uns an die Geburt von Hoffnung und Liebe erinnern. In diesen Wochen schaffen wir Raum für Stille, für Gemeinschaft und für das, was wirklich zählt.

Es ist eine Zeit, in der wir uns von der Hektik des Alltags zurückziehen können, um uns auf unsere innere Welt und die Wunder, die uns umgeben, zu konzentrieren. Der Advent lädt uns ein, innezuhalten, zu reflektieren und uns mit der tiefen Bedeutung von Liebe, Geben und Dankbarkeit zu verbinden.

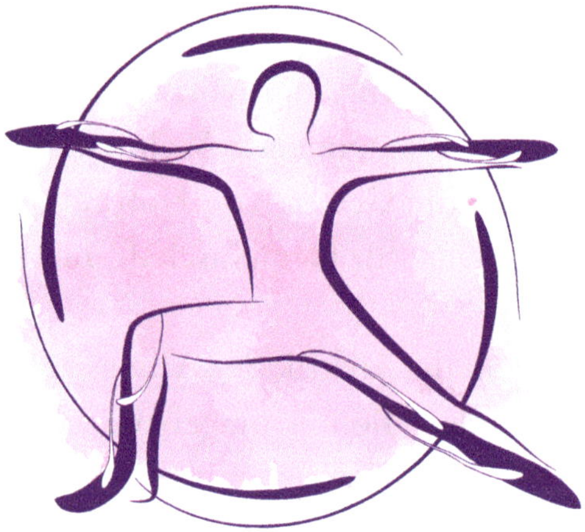

YOGA UND ADVENT: EINE REISE INS INNERE

Yoga, in seiner Essenz, ist eine Praxis der Verbindung – mit uns selbst, mit anderen und mit dem Universum. Genau wie der Advent ist auch Yoga eine Einladung, nach innen zu schauen und das Göttliche in uns zu erkennen. Beide Praktiken ermutigen uns, uns von äußeren Ablenkungen zu befreien und uns auf das Wesentliche zu konzentrieren.

Wenn wir Yoga während des Advents praktizieren, schaffen wir eine Brücke zwischen Körper, Geist und Seele. Diese Kombination ermöglicht es uns, die Adventszeit mit größerer Achtsamkeit, Präsenz und Dankbarkeit zu erleben.

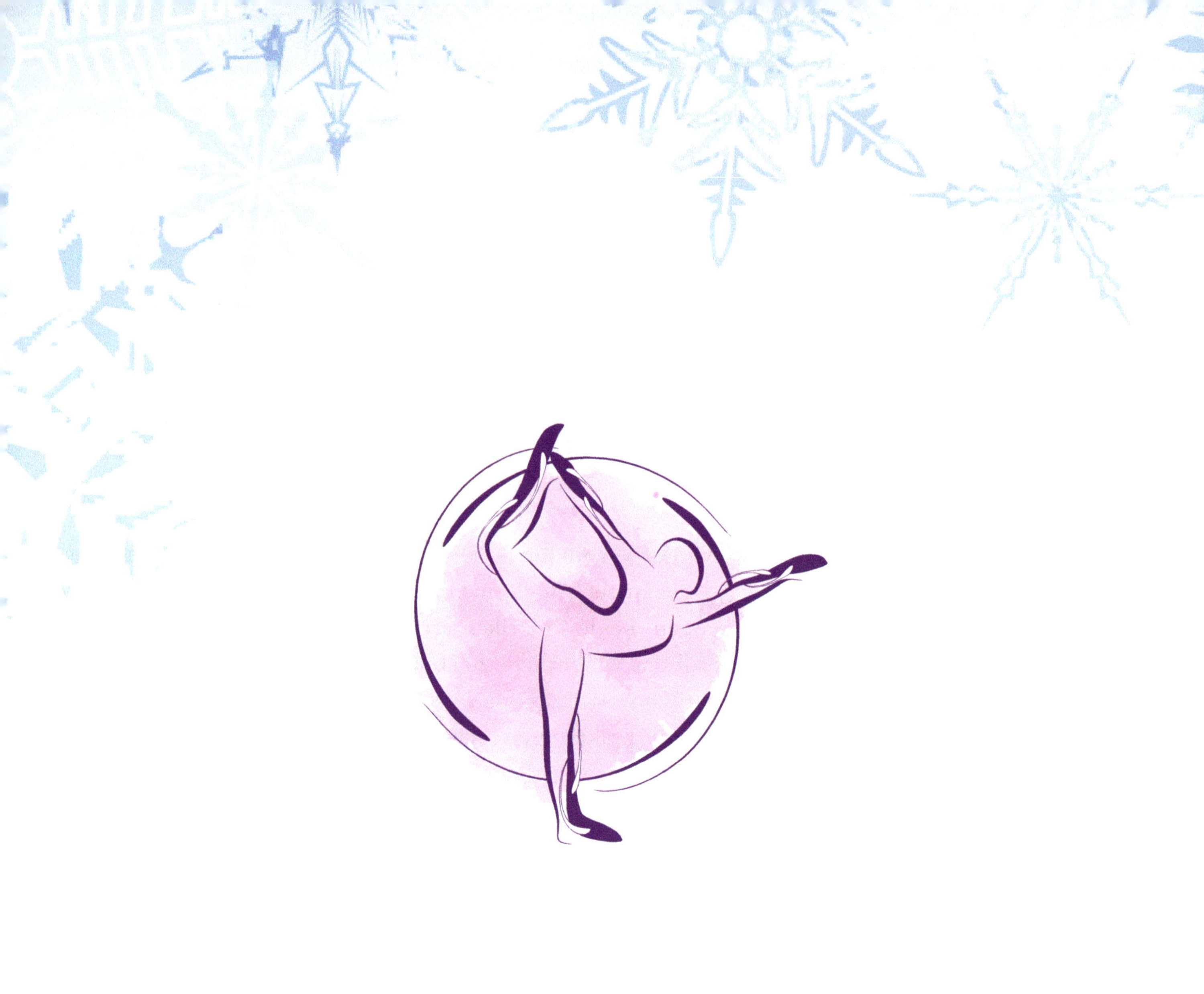

DIE MISSION UNSERES YOGA ADVENTSKALENDERS

Mit diesem Adventskalender möchten wir dir eine tägliche Praxis an die Hand geben, die dich durch den Advent begleitet und dich daran erinnert, in jedem Moment präsent zu sein. Jede Yoga-Übung ist eine Einladung, dich mit deinem inneren Licht zu verbinden, deinen Körper zu ehren und deinen Geist zu beruhigen.

Es geht nicht nur darum, körperliche Flexibilität zu entwickeln, sondern auch darum, das Herz zu öffnen und den Geist zu klären. Lass diesen Kalender ein Werkzeug sein, um dich täglich mit der Magie des Advents und der Kraft des Yoga zu verbinden. Es ist unsere Hoffnung, dass du durch diese Praxis Liebe, Frieden und Freude in dieser besonderen Zeit findest.

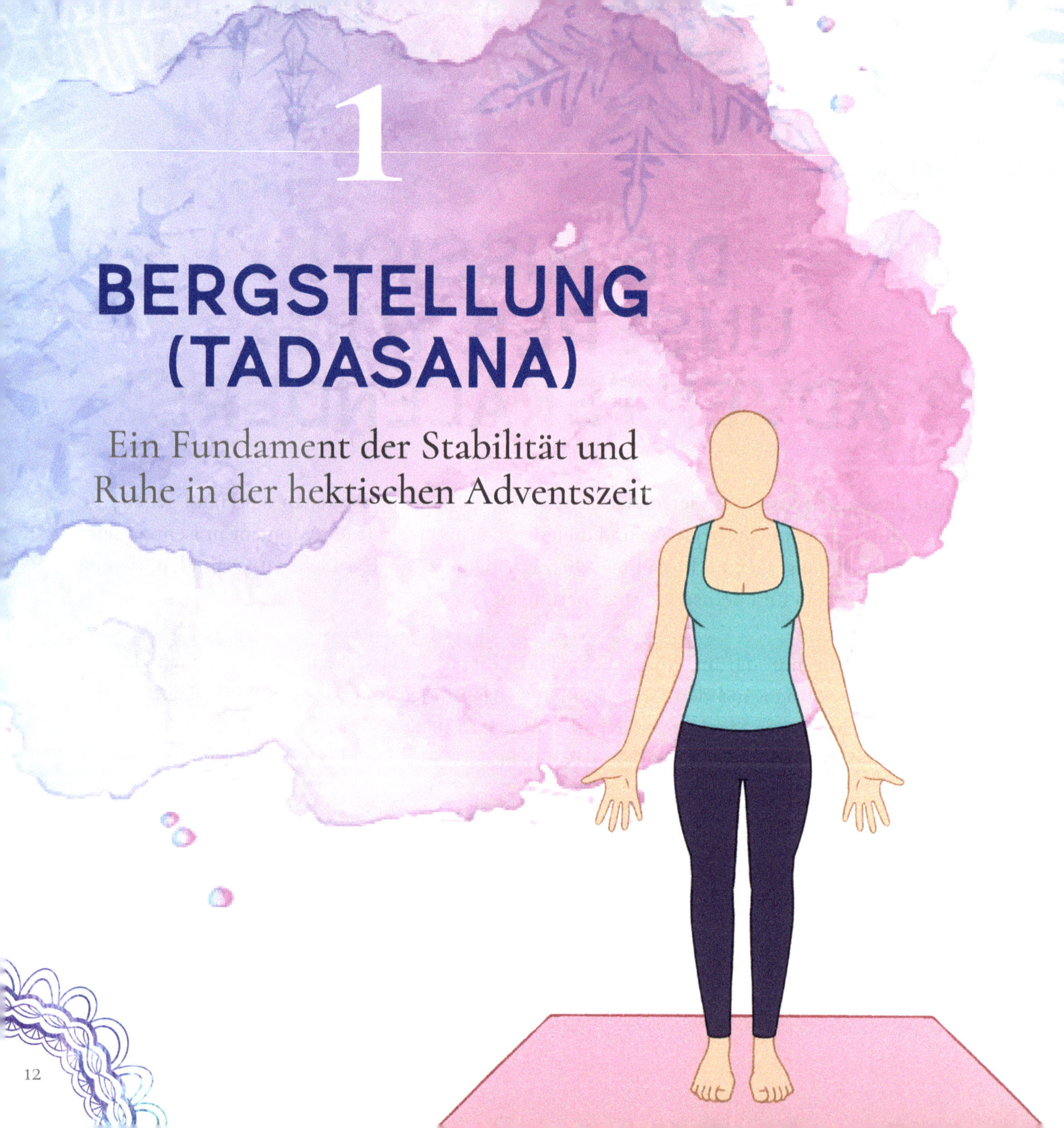

BERGSTELLUNG (TADASANA)

Ein Fundament der Stabilität und Ruhe in der hektischen Adventszeit

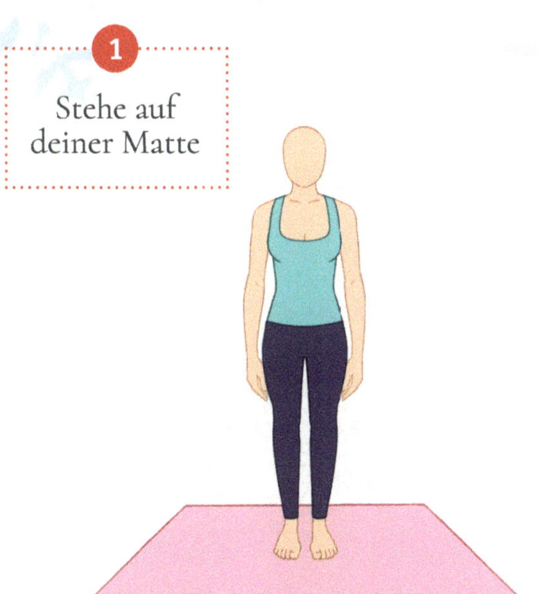

1

Stehe auf
deiner Matte

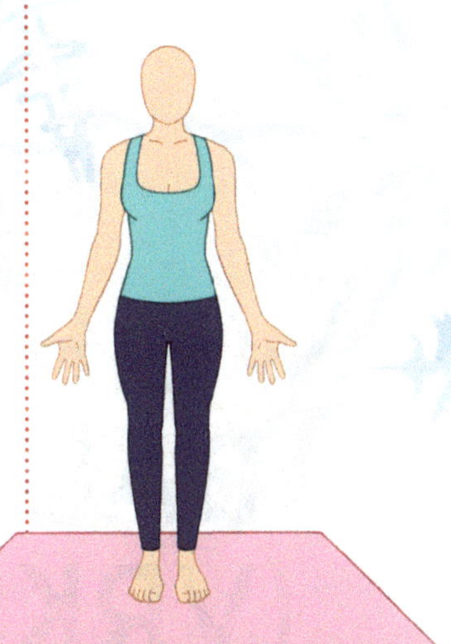

2

Konzentriere dich auf
deine Atmung. Stelle
deine Füße flach und etwa
hüftbreit auseinander
auf die Matte. Achte
darauf, dass deine
Wirbelsäule gerade ist,
dein Steißbein eingezogen
und deine Schulterblätter
zurückgezogen sind.
Spanne deinen Rumpf an
und strecke dich durch
die Krone deines Kopfes
nach oben.

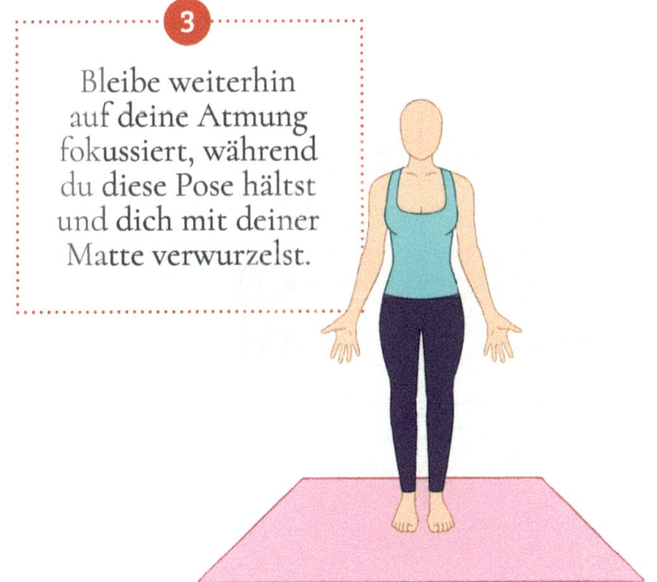

3

Bleibe weiterhin
auf deine Atmung
fokussiert, während
du diese Pose hältst
und dich mit deiner
Matte verwurzelst.

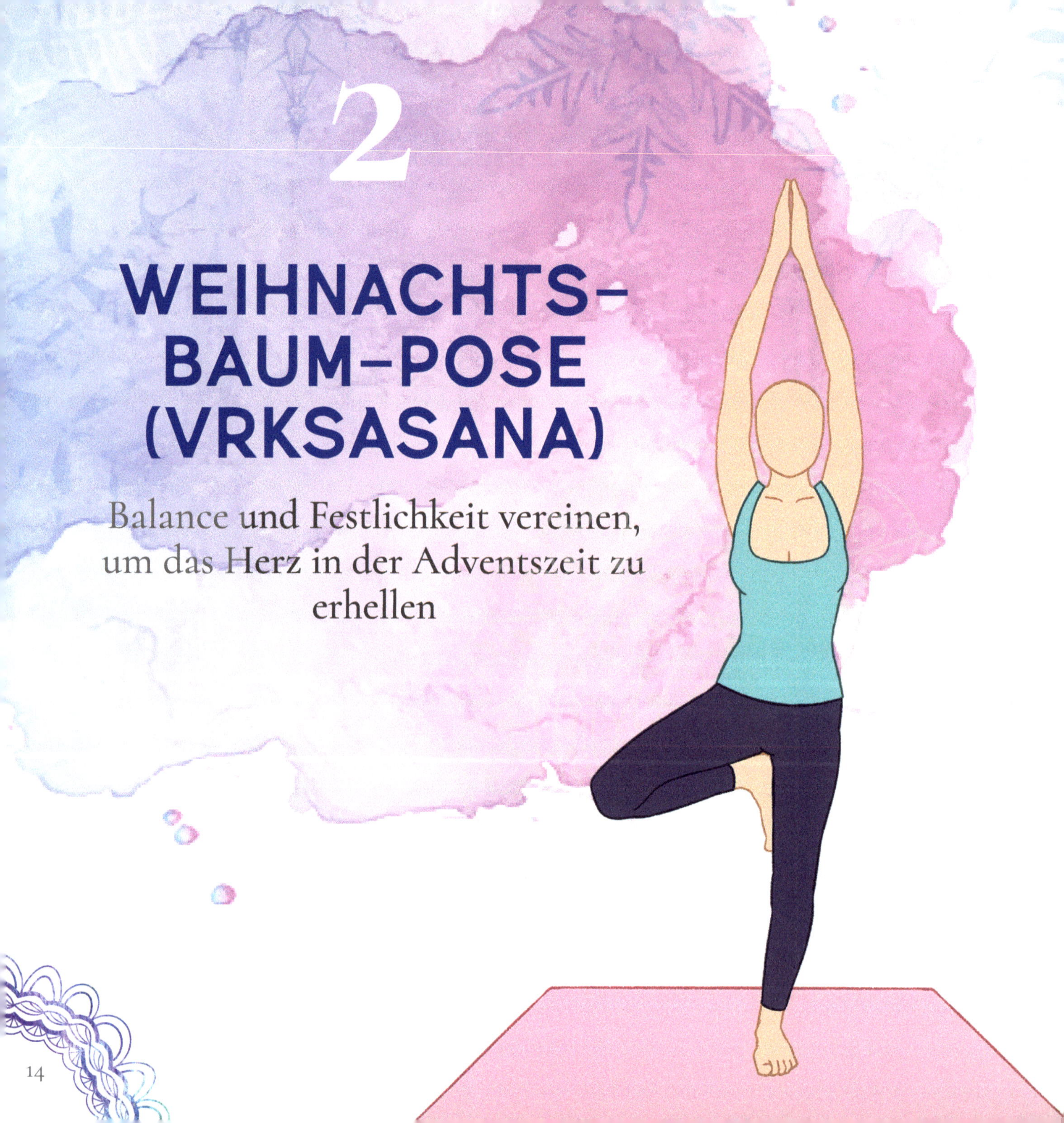

2

WEIHNACHTS-BAUM-POSE (VRKSASANA)

Balance und Festlichkeit vereinen, um das Herz in der Adventszeit zu erhellen

1

Nimm die Ausgangsposition ein. Die Baum-Pose beginnt oft aus der Berghaltung (Tadasana). Dabei stehen beide Füße fest auf dem Boden, und das Körpergewicht ist so verteilt, dass du gut ausbalanciert bist.

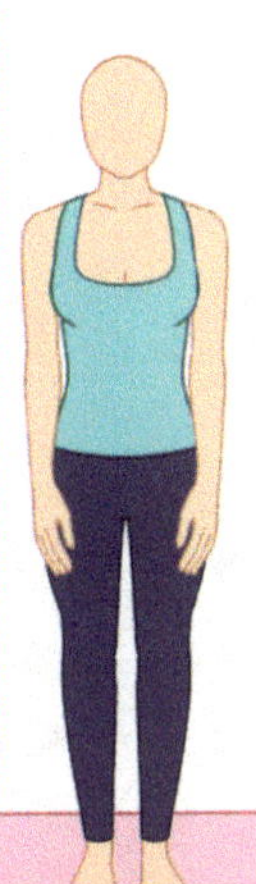

2

Beuge ein Bein am Knie. Wähle das Bein aus, das du zuerst anwinkeln möchtest. Wenn dein linkes Bein das Standbein ist, lass deinen linken Fuß fest auf dem Boden. Beuge dann langsam dein rechtes Bein am rechten Knie, sodass die Sohle deines rechten Fußes gegen deine linke innere Oberschenkel ruht (diese Position wird in Bikram Yoga als Halb-Lotus bezeichnet). Richte das Knie des angewinkelten Beins nach außen, weg vom Körper.

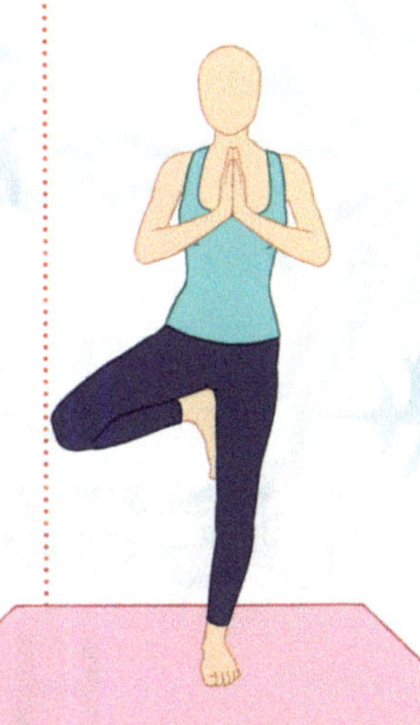

3

Strecke deinen Körper. Führe deine Hände im Anjali Mudra (auch als „Gebetshaltung" bekannt) zusammen und hebe deine Arme über den Kopf. In dieser Form sollten Kopf, Schultern, Becken und linker Fuß vertikal ausgerichtet sein. Die Oberseite deines Oberkörpers sollte sich leicht heben, während dein Steißbein in Richtung Boden verlängert.

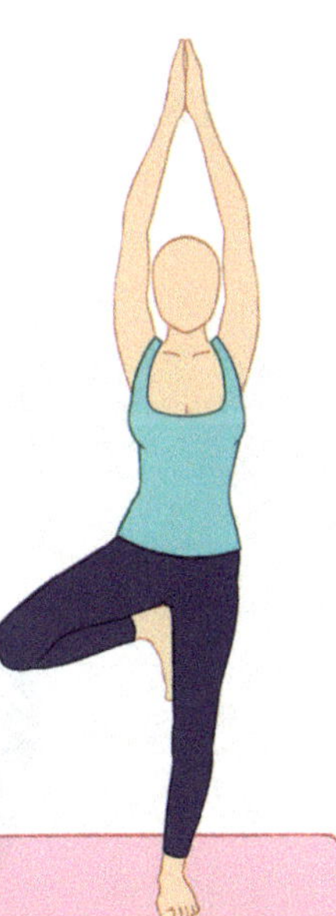

4

Halte die Pose und wiederhole den Prozess. Halte die Pose so lange wie nötig und achte darauf, richtig zu atmen. Wenn du bereit bist, die Beine zu wechseln, atme aus und kehre zur Berghaltung zurück, um erneut zu beginnen.

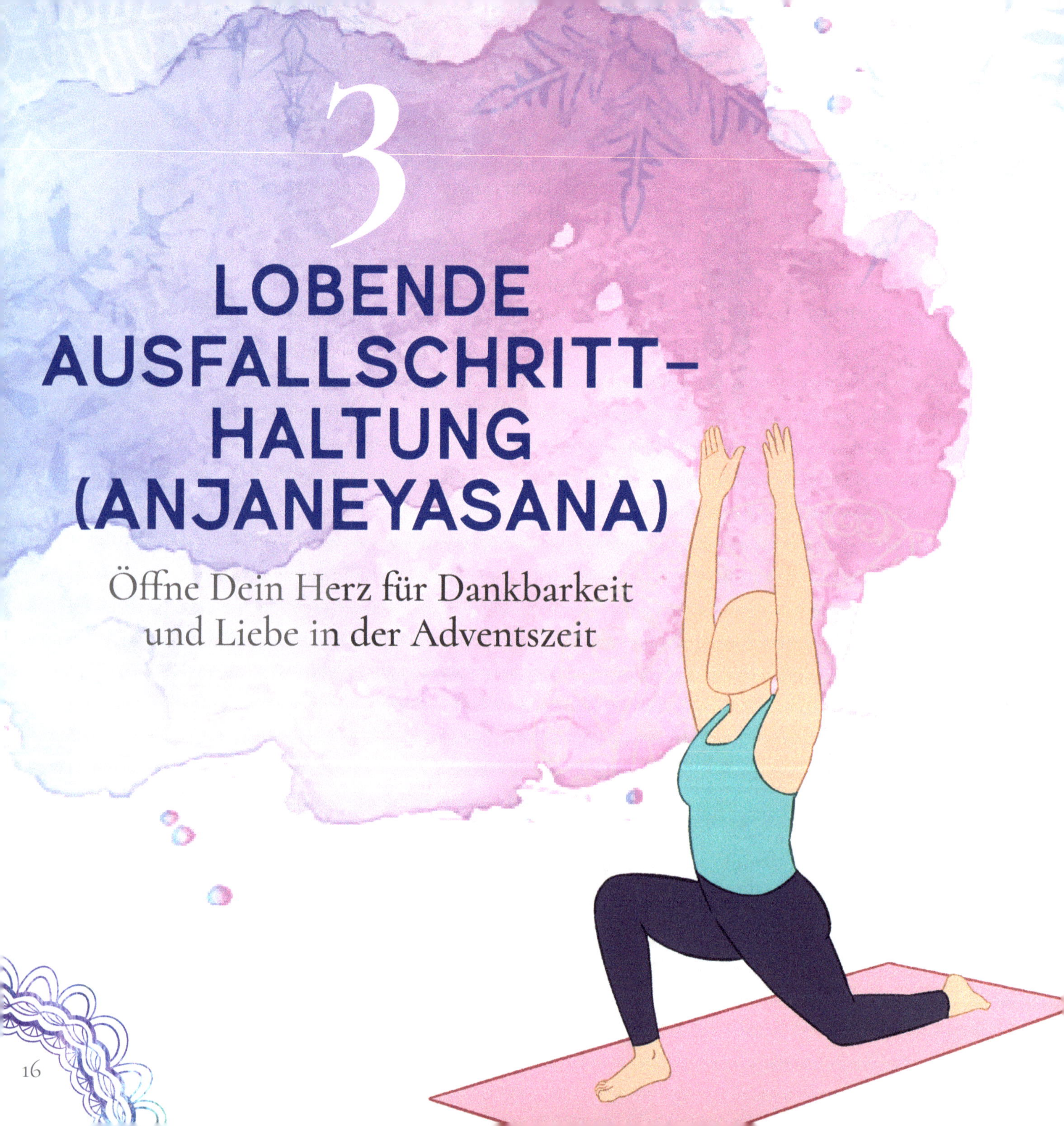# 3
LOBENDE AUSFALLSCHRITT-HALTUNG (ANJANEYASANA)

Öffne Dein Herz für Dankbarkeit und Liebe in der Adventszeit

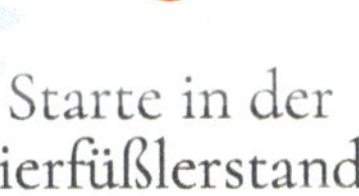

1

Starte in der Vierfüßlerstand-Position.

2

Drücke dich zurück in die Fersen, um in die Pose des herabschauenden Hundes zu kommen.

3

Atme einige Male tief ein und aus. Dann hebe dein rechtes Bein in die Luft, wobei du darauf achtest, dass deine Hüften parallel zum Boden bleiben.

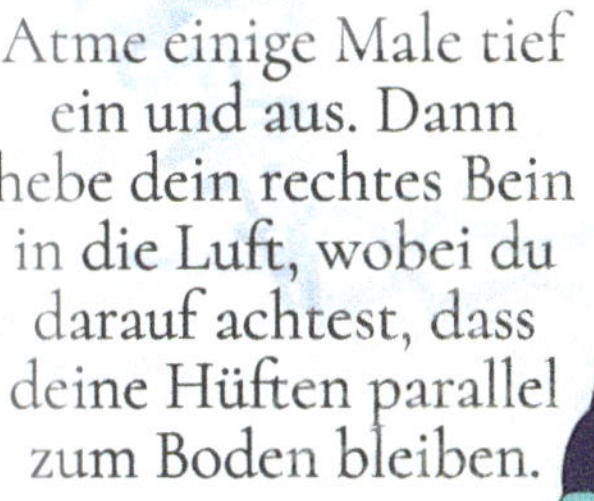

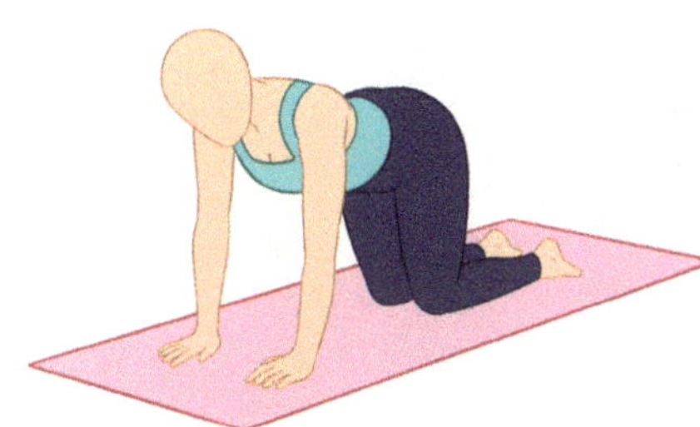

4

Setze deinen rechten Fuß zwischen deine Hände und senke das linke Knie auf die Matte. Achte darauf, dass das Knie des vorderen Beins nicht über deinem Knöchel ist, um Verletzungen zu vermeiden.

5

Drücke deine Hüften nach vorne, während du aus deinem Rumpf heraus aufsteigst. Hebe die Brust an und strecke deine Wirbelsäule. Wenn du möchtest, kannst du auch deine Arme über den Kopf heben, um eine leichte Rückbeuge zu machen.

6

Um die Pose zu verlassen, senke einfach deine Arme und kehre zurück in den herabschauenden Hund.

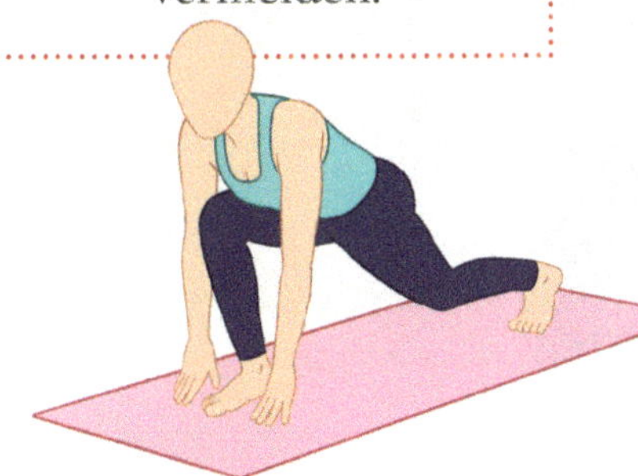

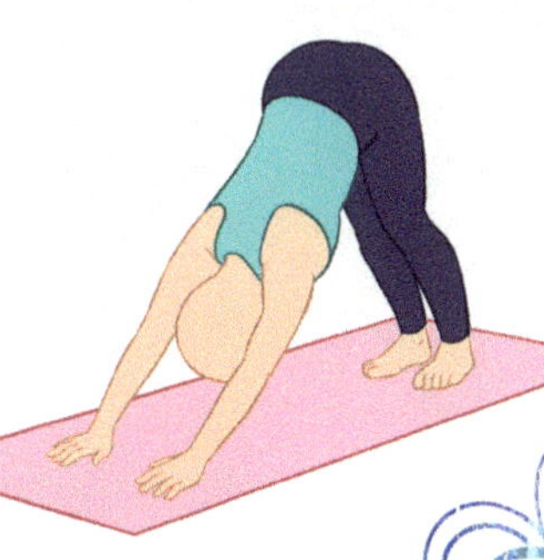

4
WEIHNACHTSMANN-STUHL-POSE (UTKATASANA)

Stärke und Freude in einer Pose, die das Herz der Weihnachtszeit verkörpert

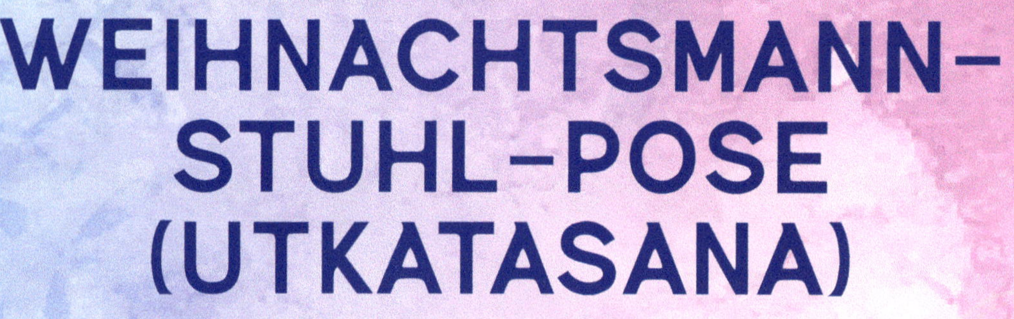

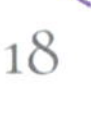

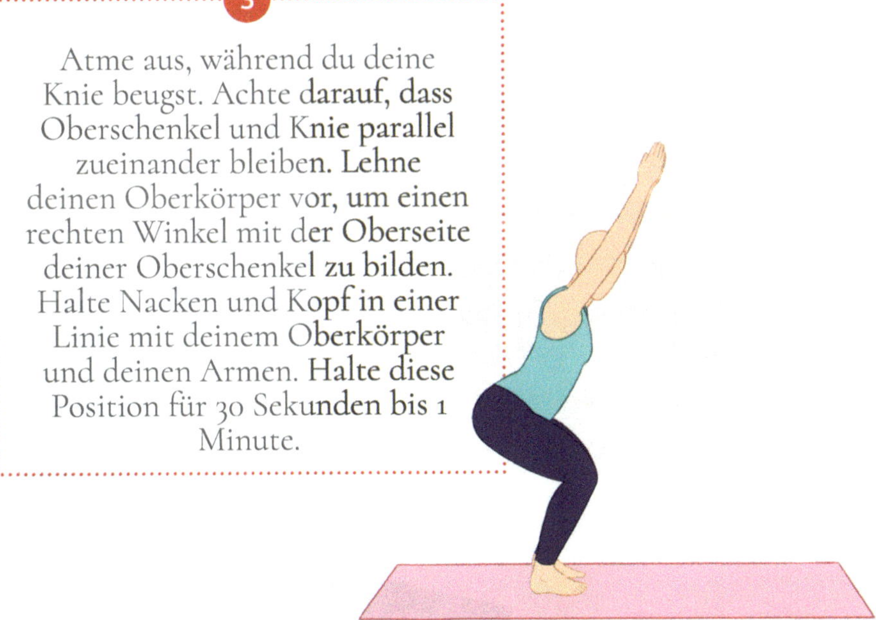

1

Stehe gerade und groß da. Die Füße stehen etwas weiter als hüftbreit auseinander. Die Arme befinden sich an deinen Seiten.

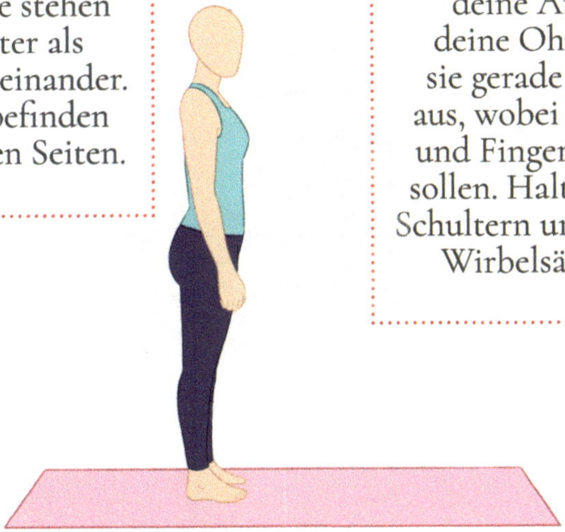

2

Atme ein und hebe deine Arme neben deine Ohren. Strecke sie gerade und parallel aus, wobei Handgelenke und Finger lang bleiben sollen. Halte dabei deine Schultern unten und deine Wirbelsäule neutral.

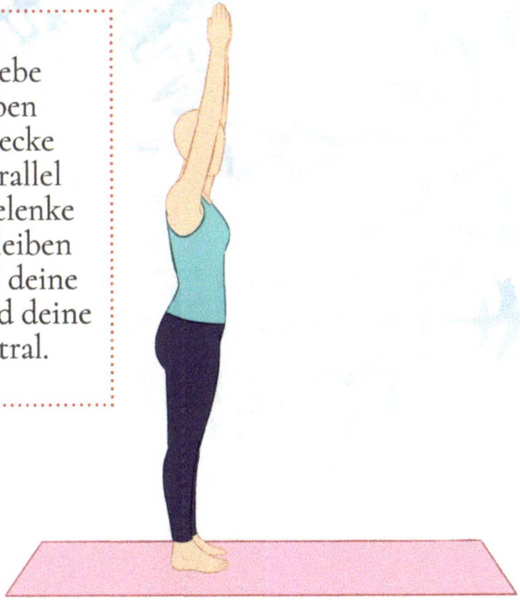

3

Atme aus, während du deine Knie beugst. Achte darauf, dass Oberschenkel und Knie parallel zueinander bleiben. Lehne deinen Oberkörper vor, um einen rechten Winkel mit der Oberseite deiner Oberschenkel zu bilden. Halte Nacken und Kopf in einer Linie mit deinem Oberkörper und deinen Armen. Halte diese Position für 30 Sekunden bis 1 Minute.

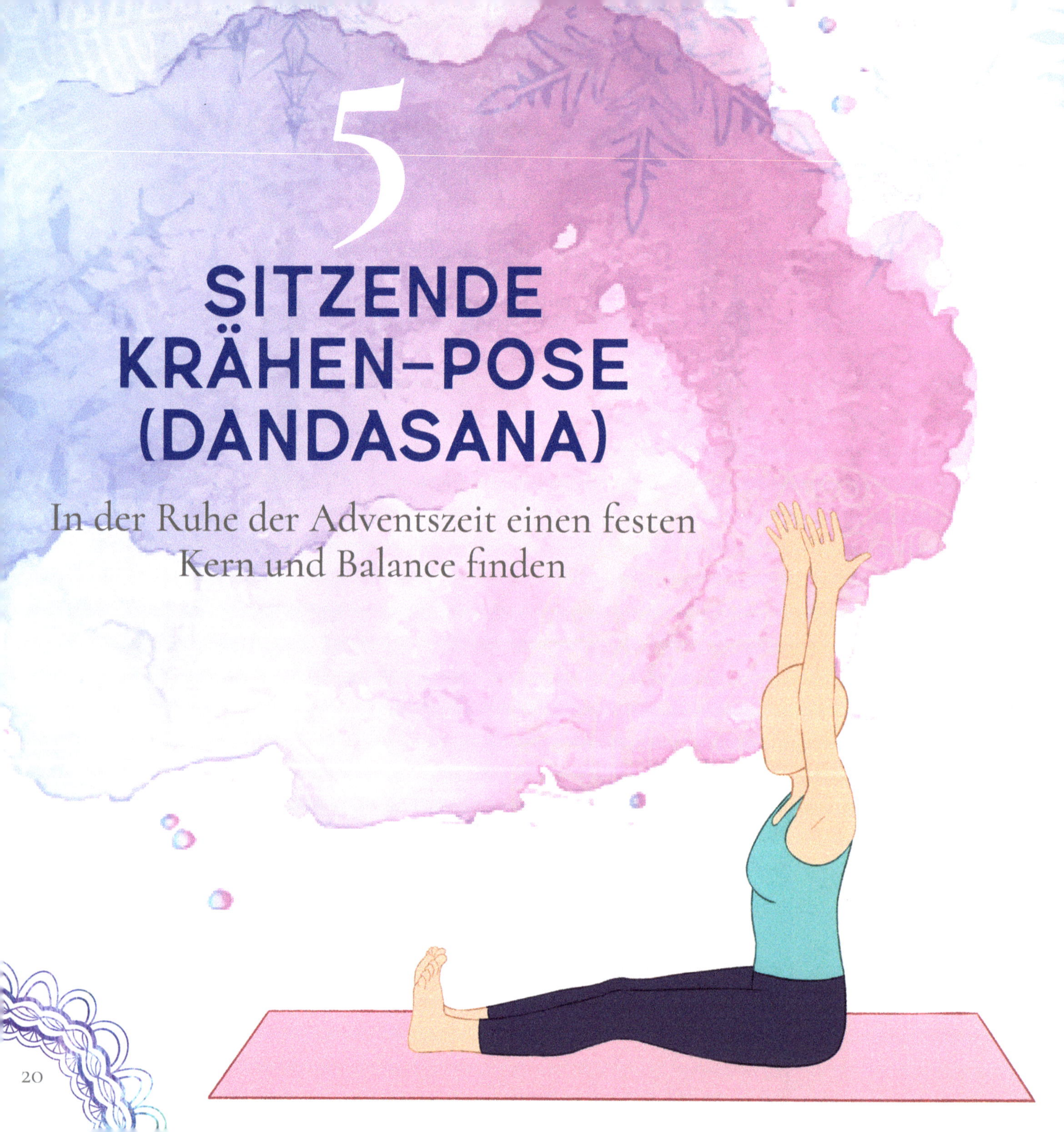

5

SITZENDE KRÄHEN-POSE (DANDASANA)

In der Ruhe der Adventszeit einen festen Kern und Balance finden

1

Setze dich aufrecht hin, mit zusammenliegenden und nach vorne ausgestreckten Beinen. Richte deine Schultern über den Hüften aus. Es könnte hilfreich sein, dein Becken leicht nach vorne zu kippen, um die aufrechte Position zu unterstützen.

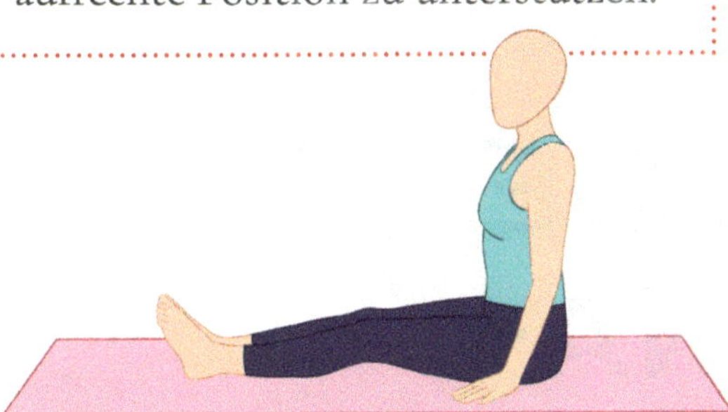

2

Ziehe die Schultern zurück, indem du deine Brustmuskeln streckst.

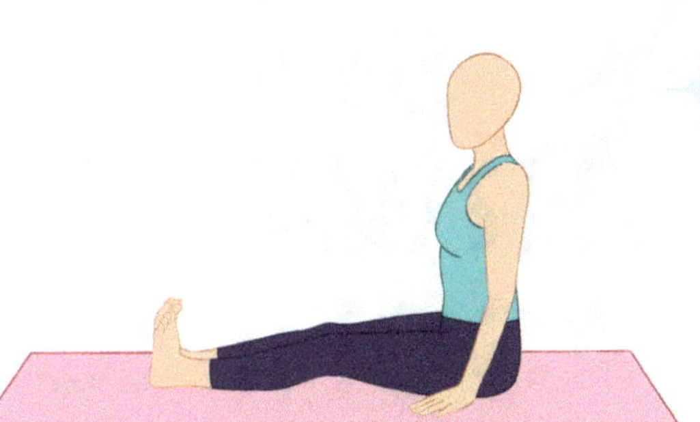

3

Fixiere deine Oberschenkel, drehe sie leicht zueinander und ziehe sie in Richtung Boden.

4

Drücke deine Hände für zusätzliche Unterstützung auf den Boden zu beiden Seiten der Hüften. Beuge deine Knöchel, schiebe die Fersen nach vorne und ziehe die Zehen zu dir heran. Halte die Pose etwa eine Minute lang, bevor du in eine andere Asana übergehst. Wenn du möchtest, kannst du die Pose intensivieren, indem du deine Arme über den Kopf in den Himmel streckst. Atme dabei tief ein und aus.

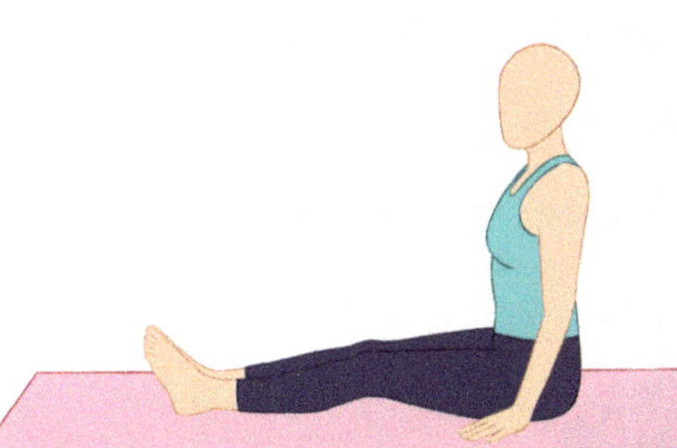

6

SITZENDE VORWÄRTSBEUGE (PASCHIMOTTANA-SANA)

Innerer Rückzug und Besinnung für ein friedvolles Weihnachtsfest

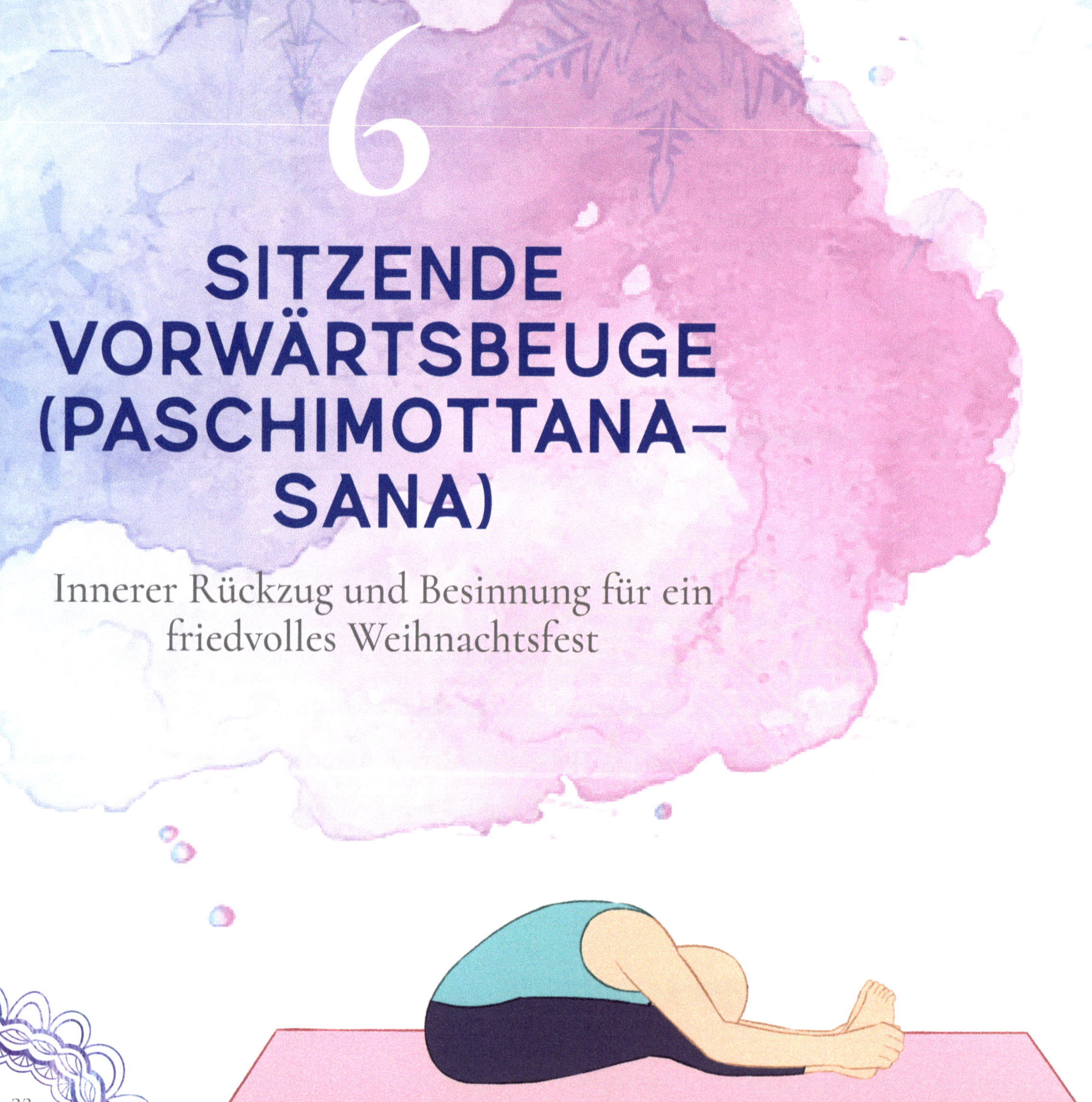

Positioniere dich weit oben auf deinen Sitzknochen. Die Beine sind hüftbreit auseinander und gerade vor dir ausgestreckt.

Atme ein und strecke deine Arme in Richtung Decke, in einer Linie mit deinen Ohren.

Atme aus und falte deinen Oberkörper langsam nach vorne. Versuche, deine Fersen zu erreichen, ohne den Rücken zu runden. Wenn du deine Fersen nicht berühren kannst, halte deine Schienbeine, Knöchel oder Knie fest.

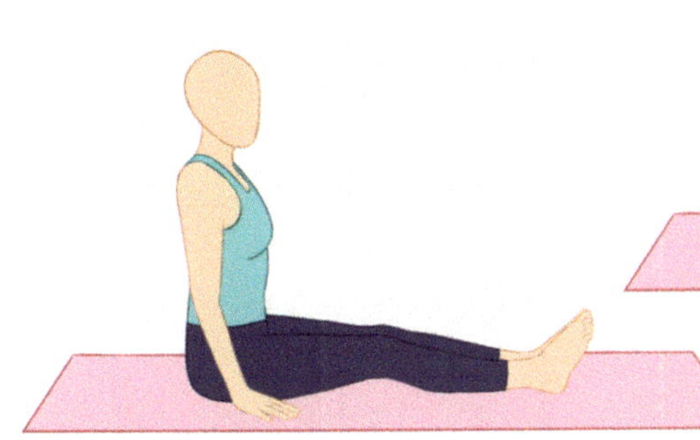

Beuge die Knie leicht, falls nötig. Lasse den Rücken ab dem Brustwirbel nach oben hin rund werden, wenn du deine maximale Dehnung erreicht hast.

Entspanne dich und halte die Pose für einige Minuten. Vergiss nicht kontinuierlich zu atmen.

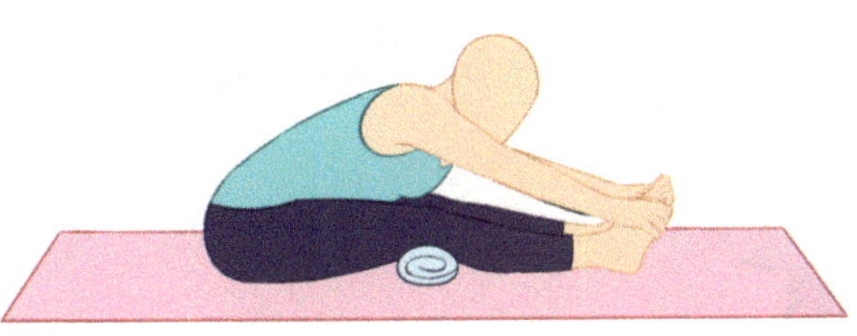

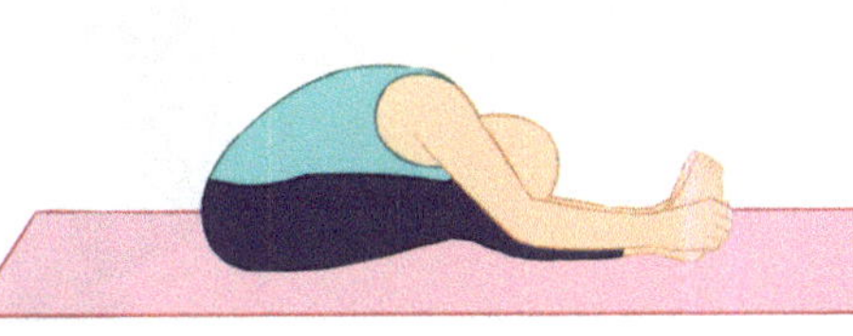

7

KIND–IN–DER– KRIPPE–POSE (BALASANA)

Einen Augenblick der Ruhe und Geborgenheit in der Adventszeit finden

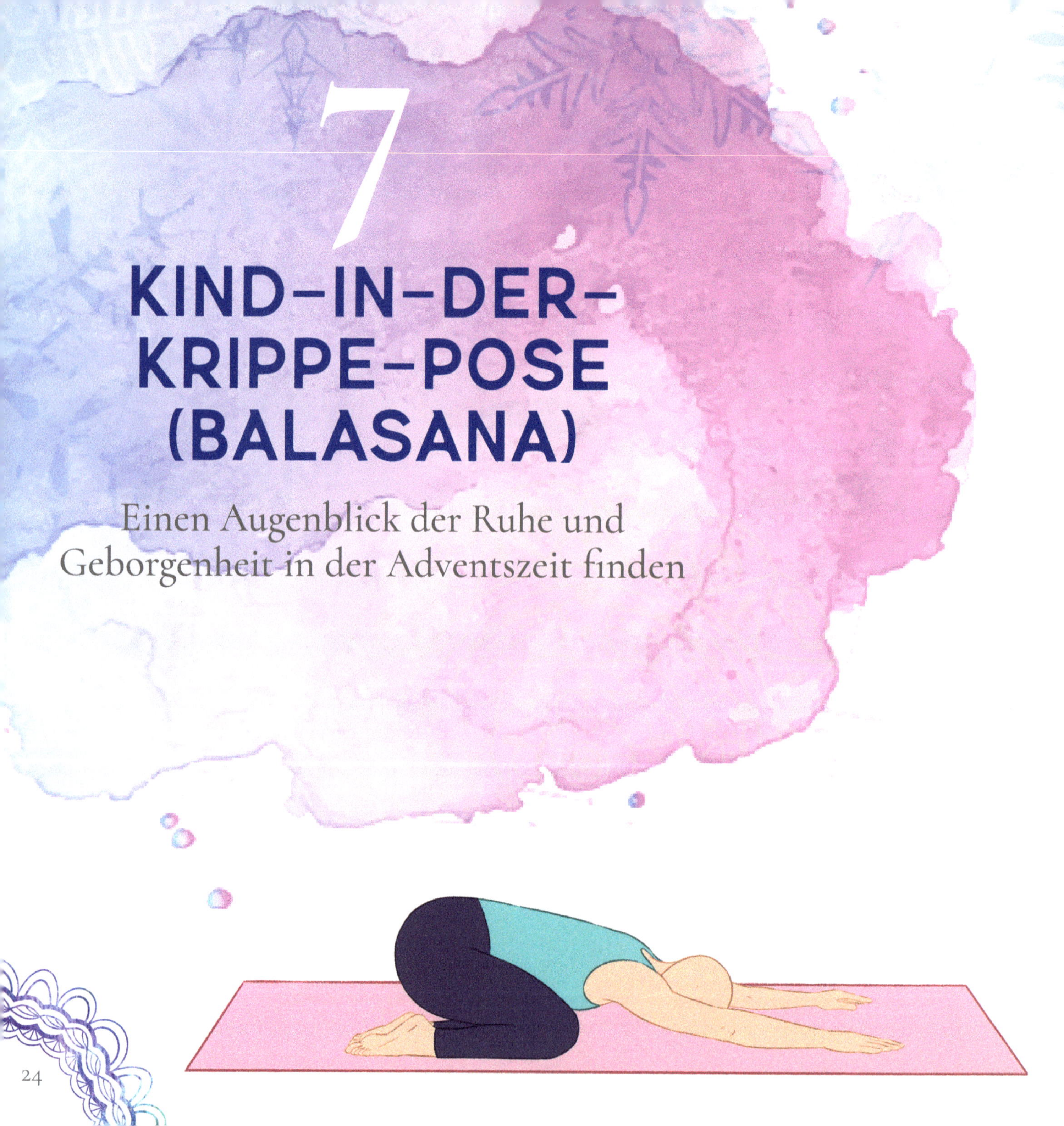

Knie dich **auf den**
Boden, wob**ei deine**
Zehen zusam**men und**
deine Knie h**üftbreit**
auseinander s**ind. Lege**
deine Handfl**ächen auf**
deine Obers**chenkel.**

Atme aus und s**enke deinen**
Oberkörper zwi**schen deine**
Knie. Strecke d**eine Arme**
neben deinem **Körper aus,**
mit den Handfl**ächen nach**
unten. Entspa**nne deine**
Schultern in **Richtung**
Boden. Verwei**le so lange**
wie nötig in d**ieser Pose.**

GLÜCKLICHES-BABY-POSE (ANANDA BALASANA)

Erwecke deine innere Freude und Unschuld in der magischen Adventszeit

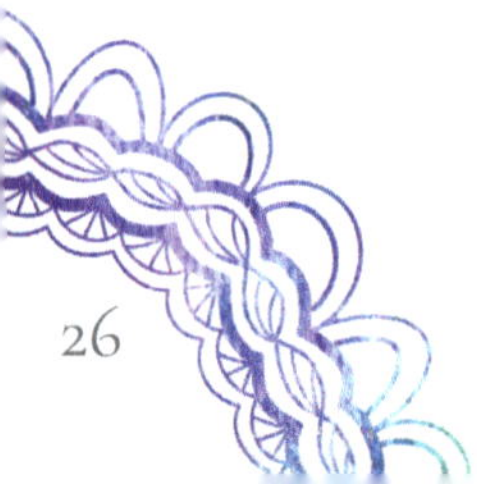

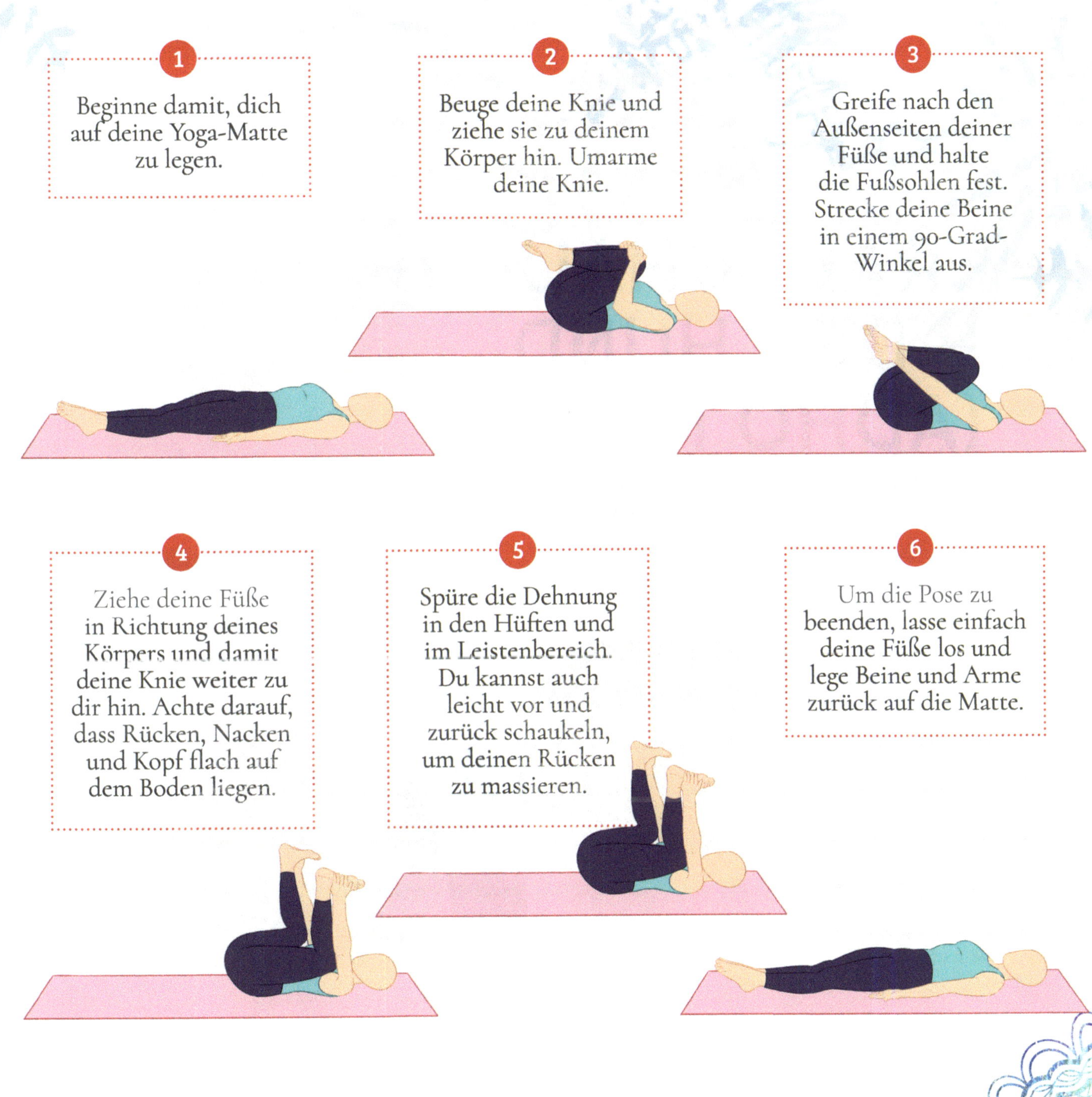

1 Beginne damit, dich auf deine Yoga-Matte zu legen.

2 Beuge deine Knie und ziehe sie zu deinem Körper hin. Umarme deine Knie.

3 Greife nach den Außenseiten deiner Füße und halte die Fußsohlen fest. Strecke deine Beine in einem 90-Grad-Winkel aus.

4 Ziehe deine Füße in Richtung deines Körpers und damit deine Knie weiter zu dir hin. Achte darauf, dass Rücken, Nacken und Kopf flach auf dem Boden liegen.

5 Spüre die Dehnung in den Hüften und im Leistenbereich. Du kannst auch leicht vor und zurück schaukeln, um deinen Rücken zu massieren.

6 Um die Pose zu beenden, lasse einfach deine Füße los und lege Beine und Arme zurück auf die Matte.

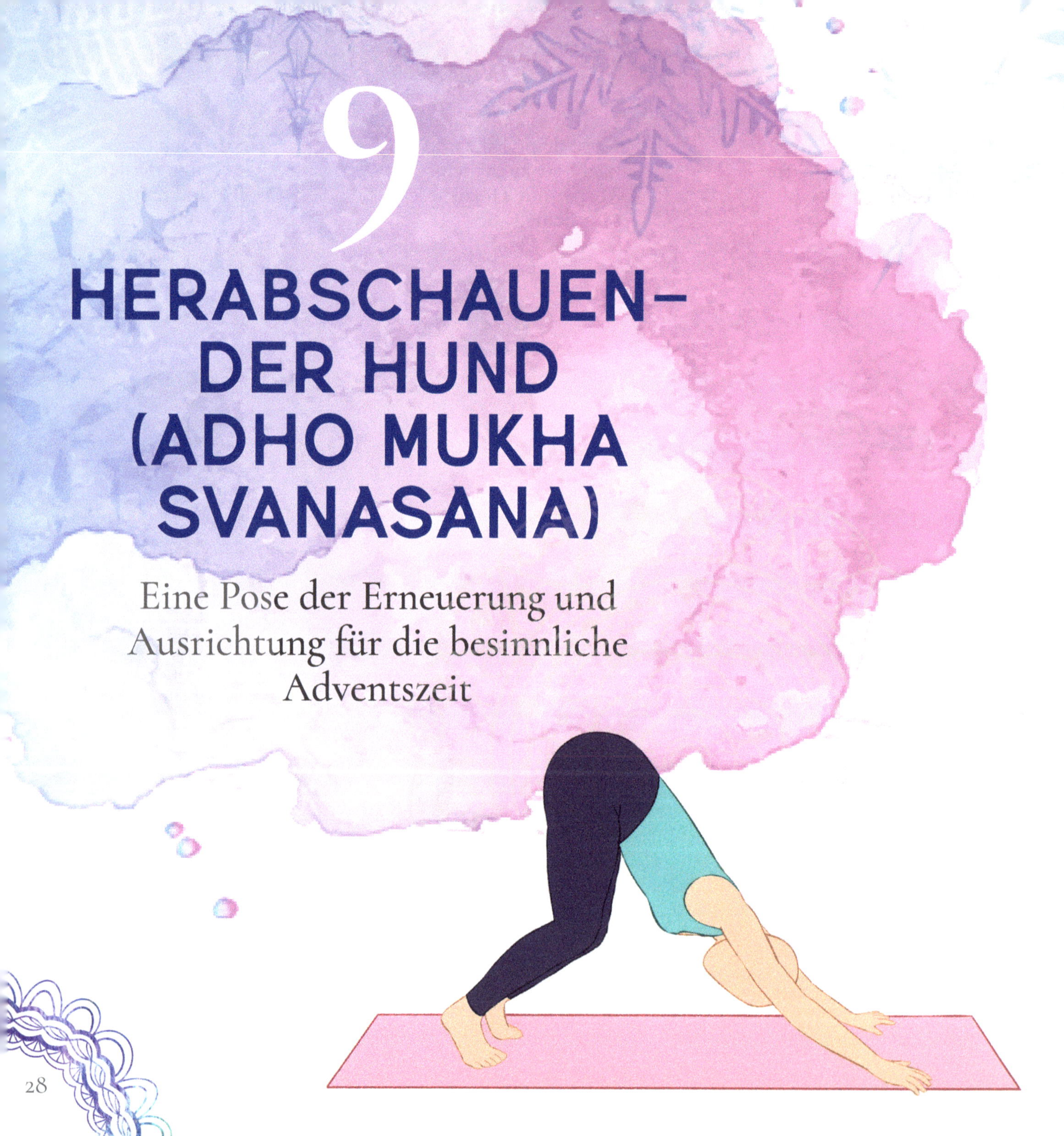

9

HERABSCHAUEN– DER HUND (ADHO MUKHA SVANASANA)

Eine Pose der Erneuerung und Ausrichtung für die besinnliche Adventszeit

1

Platziere deine Hände direkt unter deinen Schultern auf der Matte. Spreize deine Finger so weit wie möglich und verankere dich fest im "L" und "J", das du mit Zeigefinger und Daumen bildest. Deine Knie sollten direkt unter den Hüftpunkten sein und ungefähr hüftbreit auseinander stehen. Versetze danach deine Knie ein paar Zentimeter nach hinten, so dass sie leicht hinter deinen Hüften liegen. Ziehe die Zehen an, drücke in deine Hände, um die Arme zu aktivieren, und hebe deine Hüften nach oben und zurück Richtung Himmel. Und voilà, du bist im herabschauenden Hund.

2

Halte deine Arme aktiv und versuche, deine Schulterblätter nach unten gleiten zu lassen, um deinen Nacken zu verlängern. Dies fördert die äußere Rotation der Arme. Der Blick sollte zwischen deine Füße oder Oberschenkel gerichtet sein, um den Nacken nicht zu belasten. Aktiviere deine Bauchmuskeln, ziehe deinen Bauchnabel Richtung Wirbelsäule und ziehe die mittleren Rippen zusammen.

3

Wenn du die Pose zum ersten Mal einnimmst, bewege deine Füße abwechselnd, um deine Beine aufzuwärmen und den richtigen Stand zu finden. Sind deine Schultern sehr verspannt, dann platziere deine Hände ein wenig weiter auseinander und winkle die Fingerspitzen leicht nach außen. Wenn deine Oberschenkelrückseiten sehr angespannt sind und deine Fersen weit vom Boden entfernt sind, beuge die Knie und komme auf die Zehenspitzen. Strebe mit deinen Sitzbeinen so hoch wie möglich und lasse deine Brust Richtung Oberschenkel sinken. Von dort aus strecke deine Beine, aber versuche die Form zu behalten. Wenn deine Fersen immer noch weit weg sind, ist das kein Problem. Atme tief durch, das hilft bei allem.

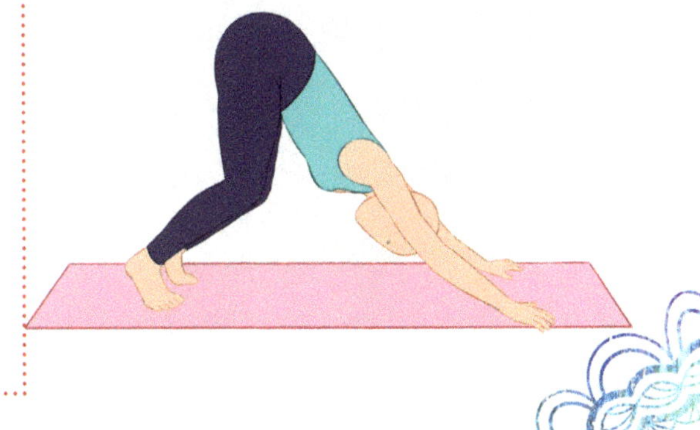

10

HOHE LOBPREISUNGS- POSE (VIRABHADRA- SANA)

Ein Moment der Dankbarkeit und Ehrfurcht in der Adventszeit

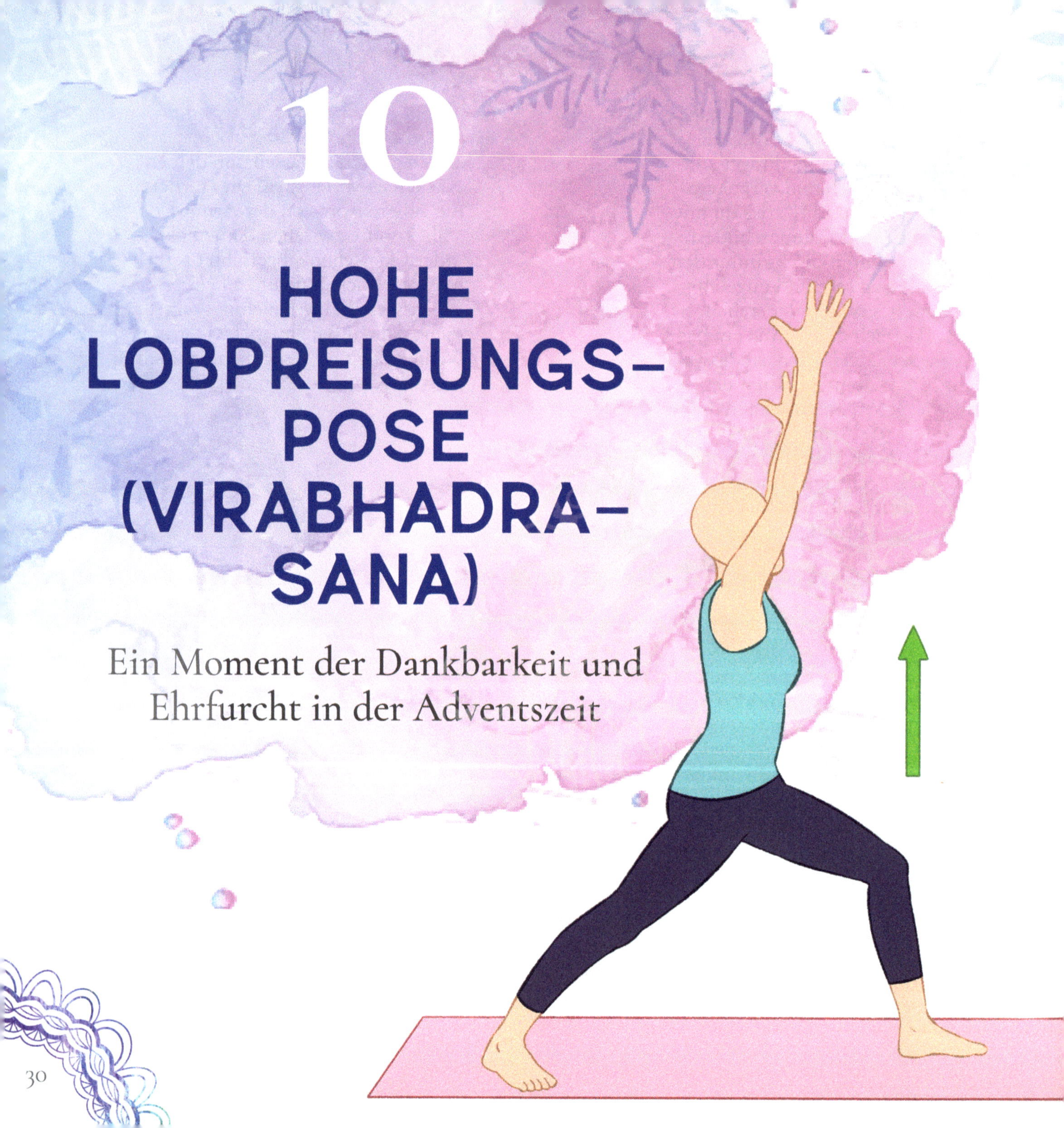

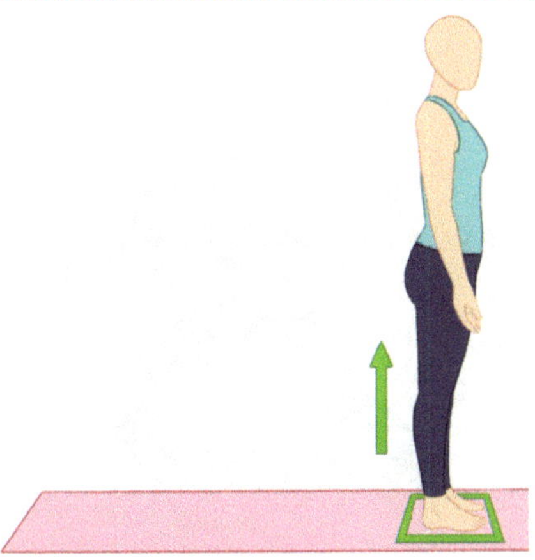

1

Stelle dich mit beiden Füßen zusammen am oberen Ende der Matte hin, sodass die Matte hinter dir ausgerollt ist. Deine Füße sollten zusammen sein, die Schultern entspannt und die Wirbelsäule gerade. Die Anleitung bezieht sich auf die Kriegerpose mit dem linken Fuß vorne. Für die Variante mit dem rechten Fuß tausche einfach "rechts" und "links".

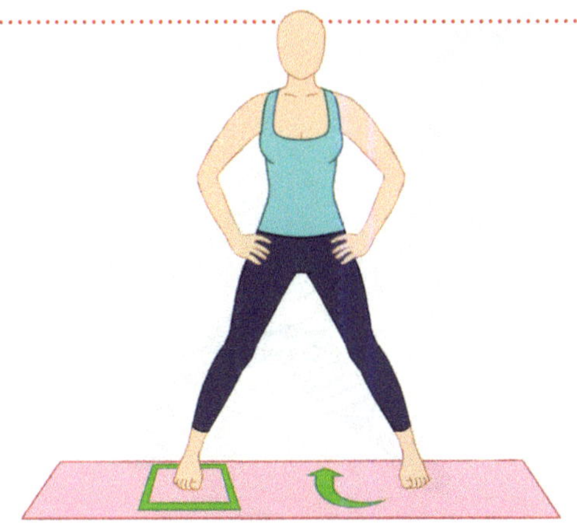

2

Setze den rechten Fuß nach hinten und winkele ihn leicht nach rechts an. Deine rechten Zehen zeigen schräg nach rechts, ungefähr im 45-Grad-Winkel zum linken Fuß, der an Ort und Stelle bleibt und nach vorne **zeigt. Dein hinteres Bein sollte gestreckt und das vordere Knie leicht gebeugt sein. Beide Füße bleiben fest auf dem Boden.**

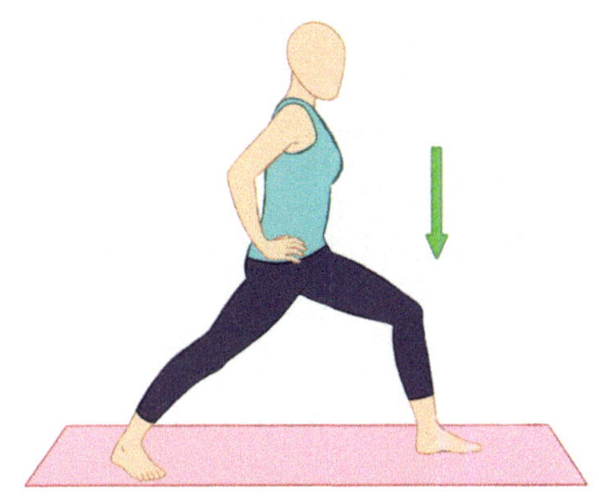

3

Senke deinen Po, sodass dein vorderes Knie direkt über deinem linken Fuß ist und fast einen 90-Grad-Winkel bildet. Ziehe deine Hüften leicht Richtung Boden und beuge das vordere Knie. Das Knie sollte direkt über dem Knöchel sein, sodass dein Unterschenkel eine gerade Linie bildet.

4

Drehe deinen Oberkörper, so dass Hüften und Schultern gerade nach vorne zeigen. Sie sollten in einer Linie mit den Zehen deines vorderen Fußes sein. Lege deine **Hände auf die Hüften, um dir beim Ausrichten zu helfen.**

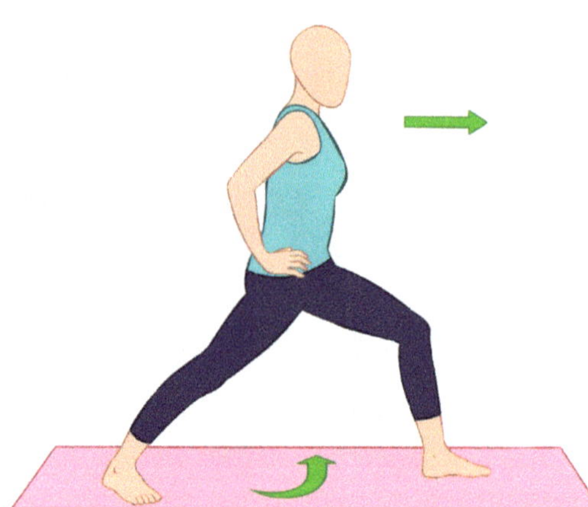

5

Drücke deine Füße leicht auseinander auf der Matte. Deine Füße sollten fest und kraftvoll auf der Matte stehen. Stelle dir vor, du **würdest die Matte in zwei Hälften zerren wollen.**

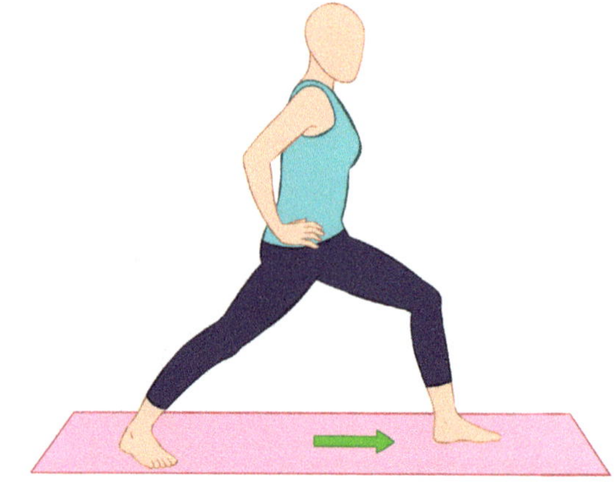

6

Hebe langsam deine Hände über deinen Kopf. Bei deinem nächsten Einatmen, hebe die Arme über deinen Kopf, so dass deine Handflächen einander zugewandt sind und schulterbreit auseinander stehen. Blicke geradeaus und konzentriere dich auf die Kraft der Pose.

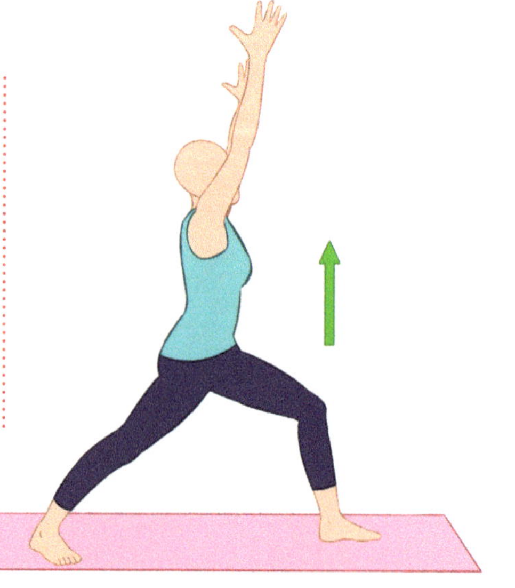

Vertiefe die Dehnung leicht mit jedem Ausatmen. Bei jedem Ausatmen lasse deinen Körper ein wenig tiefer in die Pose sinken. Fokussiere dich darauf, die Vorderseite der Hüften und den Beckenbereich zu öffnen. Lege deinen Kopf zurück und schaue zu deinen Fingerspitzen. Dehne dich nach oben durch deinen mittleren Rücken und Arme. Halte die Pose für 5-10 Atemzüge.

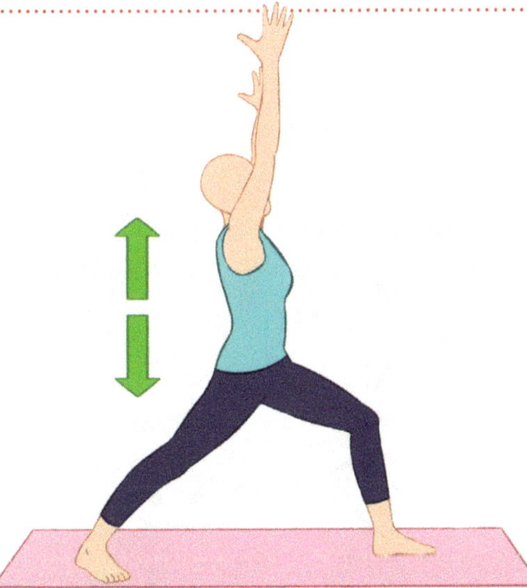

Denke daran, dass die Form wichtiger ist als die Tiefe der Pose. Achte auf tiefes, ruhiges Atmen, eine gerade Wirbelsäule, offene Schultern und Brust für leichtes Atmen. Halte dein Knie über deinem Knöchel, nicht zur Seite oder nach vorne. Halte dein Kinn parallel zum Boden.

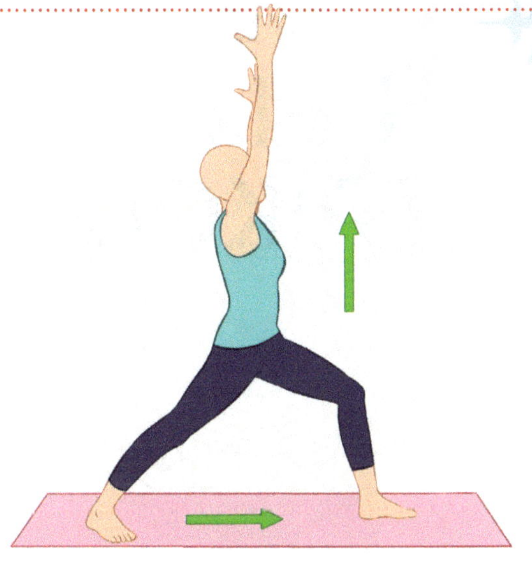

Atme ein und strecke deine Beine, um aus der Pose herauszukommen. Spanne deine Muskeln an, während du langsam einatmest. Nimm dir Zeit, die Pose Schritt für Schritt aufzulösen. Senke deine Arme und bringe deine Beine wieder zusammen, um in die Bergpose zurückzukehren. Wiederhole die Pose auf der anderen Seite.

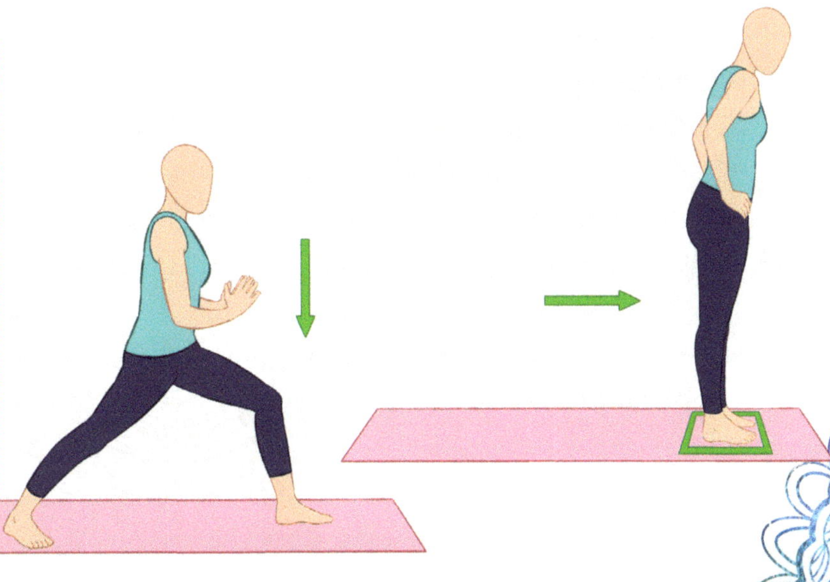

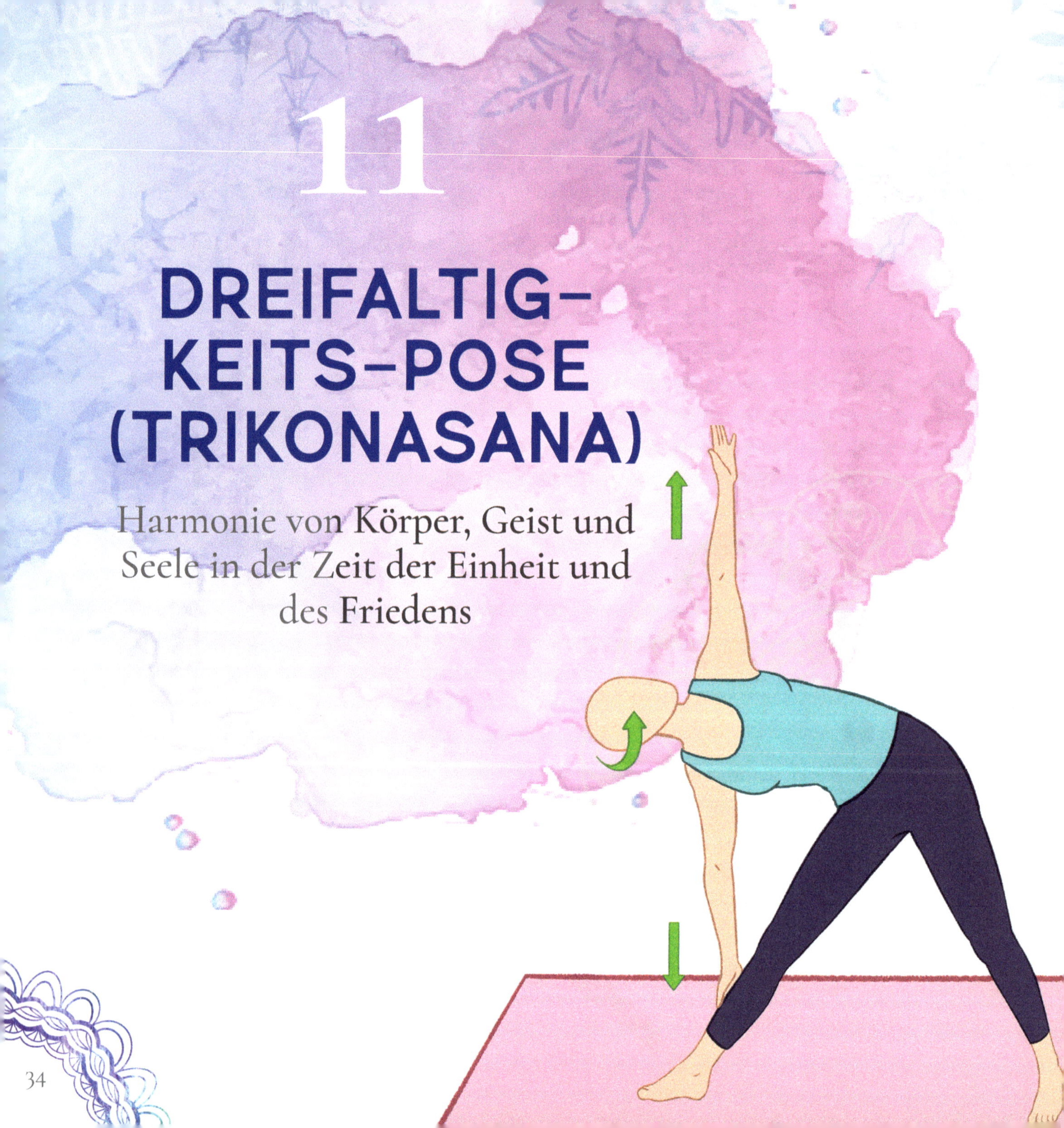

DREIFALTIGKEITS-POSE (TRIKONASANA)

Harmonie von Körper, Geist und Seele in der Zeit der Einheit und des Friedens

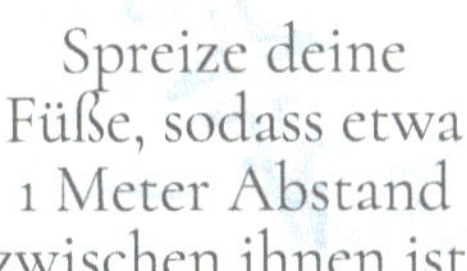

1

Stelle dich hüftbreit
auf deine Matte.
Halte deinen Körper
aufrecht.

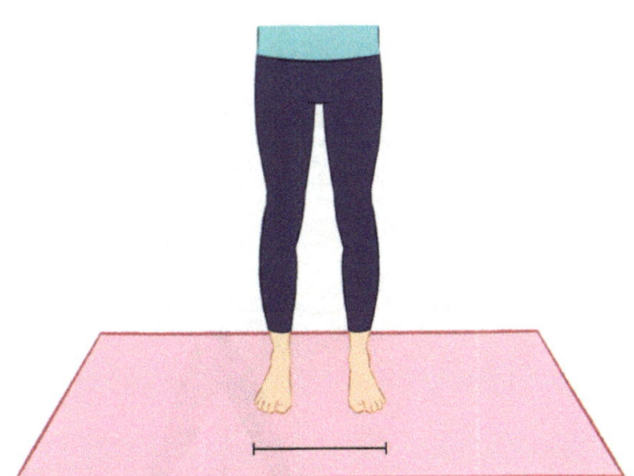

2

Spreize deine
Füße, sodass etwa
1 Meter Abstand
zwischen ihnen ist.

3

Drehe deinen rechten Fuß von deinem
Körper weg, sodass die Zehen nach
außen zeigen. Drehe den rechten Fuß,
bis er in einem 90-Grad-Winkel steht.
Deinen linken Fuß drehst du so, dass
die Zehen in einem 45-Grad-Winkel
zu deinem Körper zeigen.

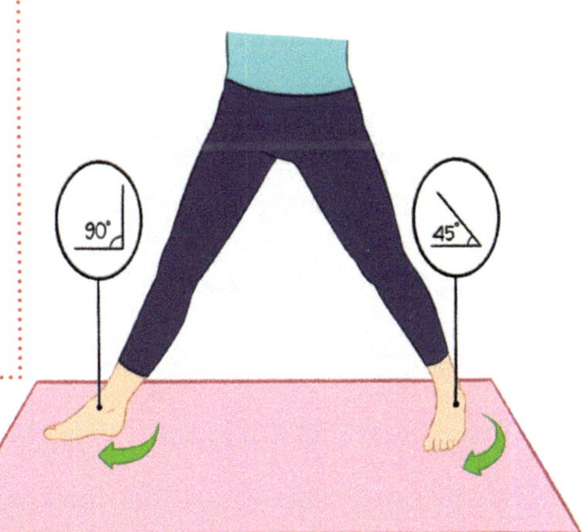

Hebe deine Arme zu beiden Seiten nach außen. Deine Arme sollten eine Linie bilden, die ungefähr parallel zum Boden verläuft. Strecke deine Fingerspitzen zu beiden Seiten aus. Deine Handflächen sollten dem Boden zugewandt sein und deine Schulterblätter zurückgezogen und **an deine Wirbelsäule angelegt sein.**

Atme ein und strecke beim Ausatmen deinen Körper so weit wie möglich nach rechts. Halte deinen Oberkörper in Position und drehe deine Arme, sodass der linke Arm nach oben und der rechte Arm nach unten zeigt. Idealerweise bilden deine Arme einen ungefähren 90-Grad-Winkel zum Boden. Achte darauf, dass Hüften und Schultern zur Matte hin **ausgerichtet sind.**

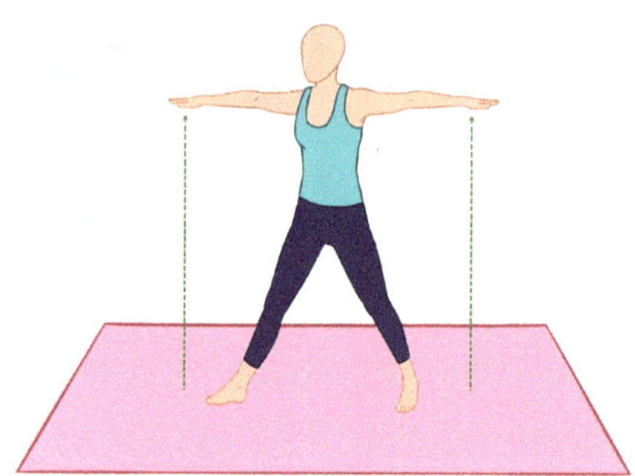

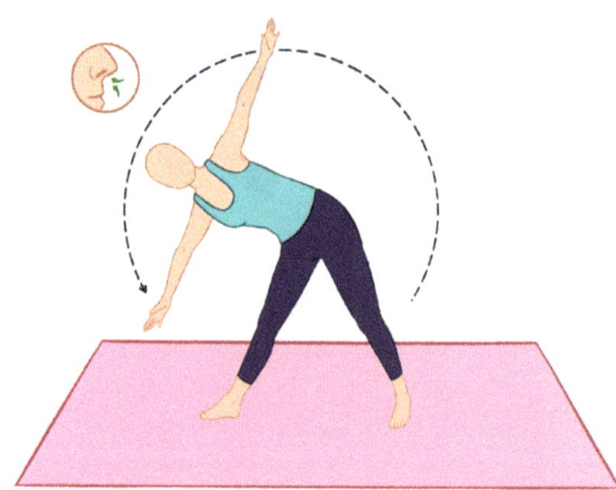

Strecke deine rechte Hand so weit wie möglich nach unten und berühre damit dein rechtes Schienbein, den Knöchel oder den Boden. Du kannst hier auch einen Block als Stütze verwenden. Berühre, was für dich bequem ist und dir hilft, das Gleichgewicht zu halten.

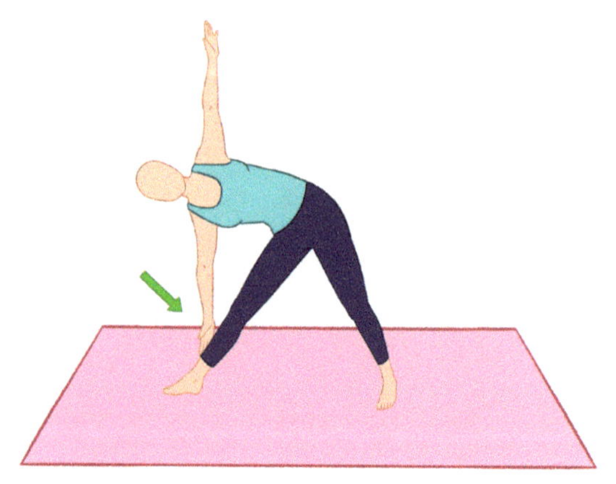

Berühre beim Dehnen dein Schienbein, den Knöchel oder den Boden und strecke dich so weit wie möglich. Strecke deinen linken Arm zur Decke und deinen rechten Arm zum Boden. Drehe deinen Kopf langsam nach links und schaue auf deinen rechten Daumen. Sollte die Dehnung Schmerzen verursachen, stoppe die Dehnung und halte einfach die Pose.

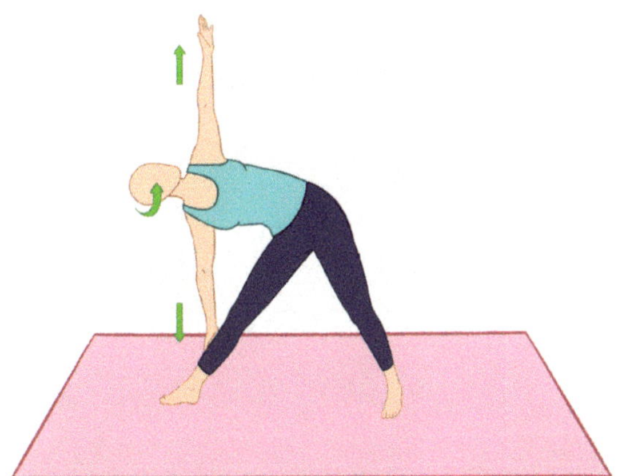

Halte die Position und atme ein und aus. Merke dir, wie lange du die Position bequem halten kannst. Verlasse die Pose, wenn du bereit bist.

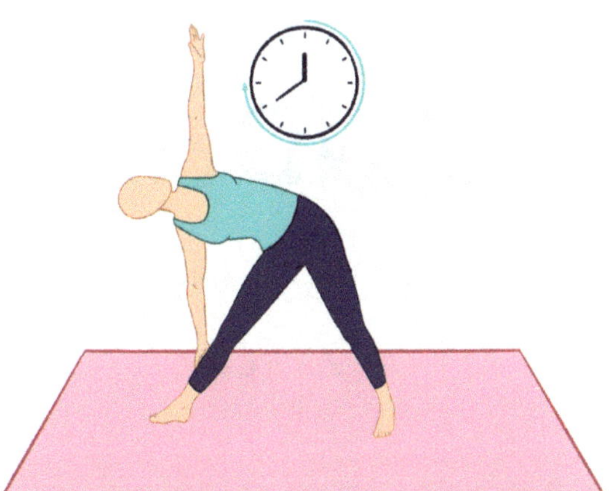

Hebe deinen Körper durch die Kraft des linken Arms wieder an. Nutze deine schrägen Bauchmuskeln, um deinen Körper zu stabilisieren. Halte deine Arme in einer geraden Linie, aber beuge deine Füße wieder. Achte darauf, dass du beim Hochkommen einatmest.

Nachdem du eine Seite gemacht hast, wiederhole die gleiche Bewegung auf der gegenüberliegenden Seite deines Körpers.

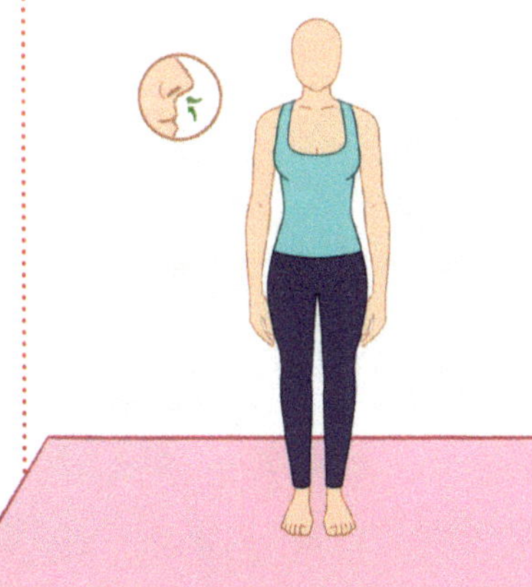

12

BRÜCKEN-POSE (SETU BANDHASANA)

Ein Bogen der Hoffnung in der stillen Zeit des Advents

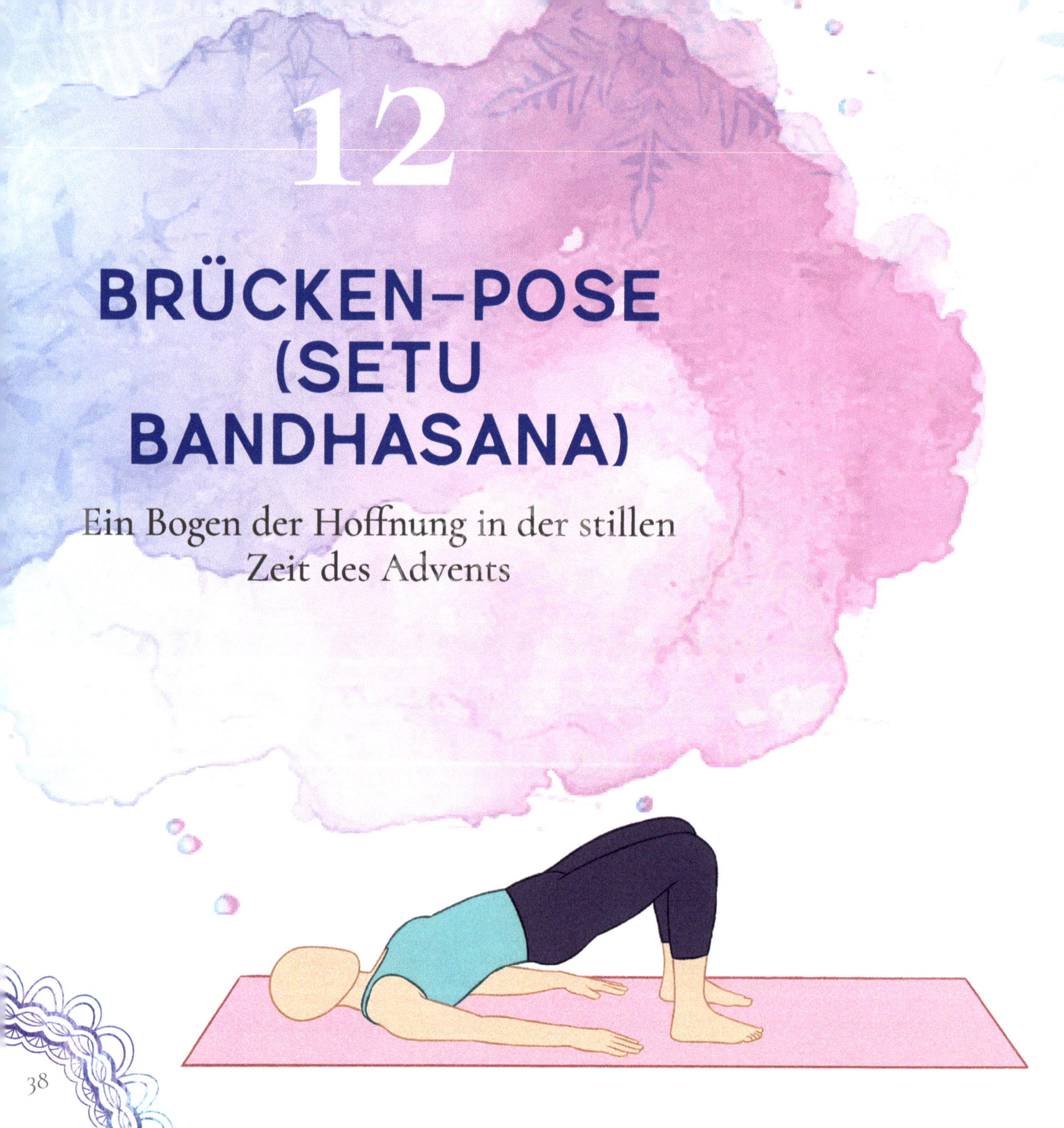

1

Leg dich auf den Rücken.

2

Beuge deine Knie und ziehe die Füße in Richtung Po. Achte darauf, dass die Fußsohlen flach auf dem Boden liegen und die Knie etwa schulterbreit auseinander sind.

3

Strecke deine Arme neben deinem Körper aus und halte die Handflächen flach auf dem Boden. Wenn deine Finger deine Fersen nicht berühren können, ziehe deine Füße näher zu dir heran.

4

Deine Füße, Schultern, Arme und Hände bleiben auf dem Boden. Drücke gleichmäßig mit diesen Körperteilen in den Boden, um den Rest deines Körpers anzuheben. Deine Beine, Hüften, Po und Rücken sollten vom Boden abheben und zur Decke zeigen.

5

Hebe deine Brust an, um deinen Rücken vollständig zu dehnen. Deine Knie sollten gebeugt sein und dein Gewicht sollte gleichmäßig zwischen deinen Füßen, Schultern und dem oberen Arm-Bereich verteilt sein. Dein Hals sollte frei beweglich sein, aber den Kopf in dieser Pose nicht drehen. Halte deine Füße parallel und flach auf dem Boden und die Oberschenkel leicht auseinander. Halte die Pose mindestens eine Minute lang oder probiere eine der Varianten aus.

6

Dies ist eine kleine Variation der Brückenpose. Da dein Gewicht auf den Schultern und dem oberen Arm-Bereich liegt, solltest du in der Lage sein, deine Handflächen unter deinem Körper zusammenzuführen und die Hände ineinander zu verschränken. Halte dabei deine Arme ausgestreckt und drücke sie fest auf die Matte. Achte darauf, dass deine Handflächen sich berühren.

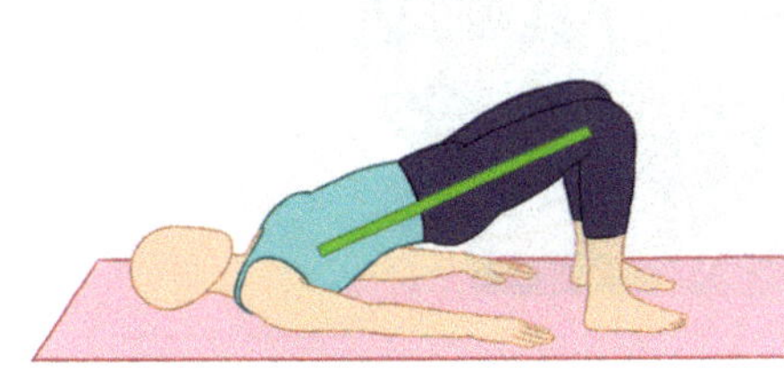

13

BRETT-POSE (KUMBHAKASANA)

Festige Deine innere Stärke in der besinnlichen Adventszeit

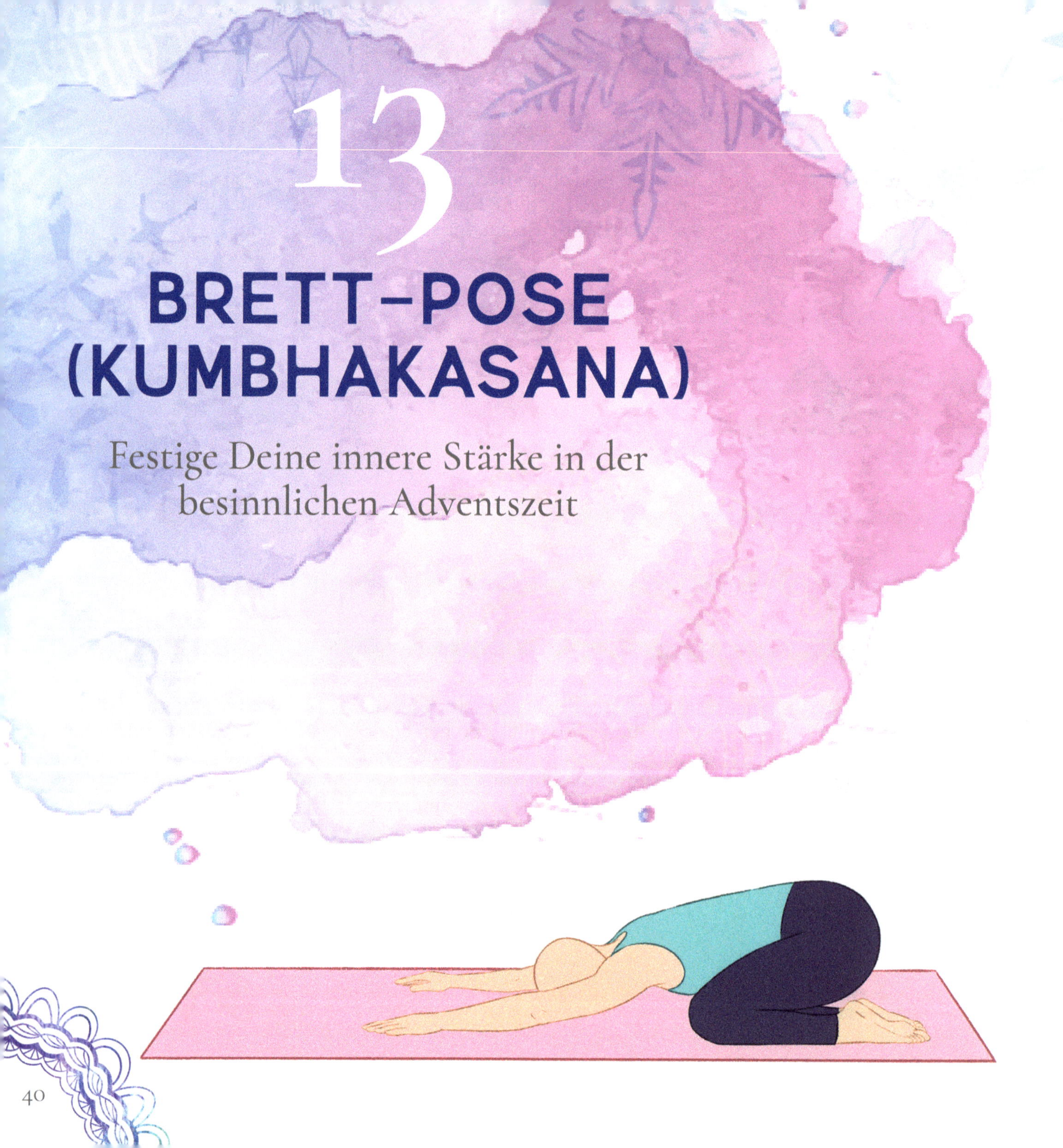

1

Starte auf allen Vieren. Achte darauf, dass deine Hände direkt unter deinen Schultern und deine Knie direkt unter deinen Hüften sind. Atme gleichmäßig durch die Nase ein und aus, am besten mit einem leichten Meeresrauschen, das als Ujjayi-Atmung bekannt ist.

2

Atme aus und bewege deinen Po in Richtung deiner Füße, um in die Kindhaltung (Balasana) zu kommen. Halte deine Arme und Hände auf der Yogamatte vor dir. Strecke Arme und Kopf nach vorne und atme durch. Entspanne deine Schultern und lass deinen Kopf auf der Matte ruhen. Halte diese Position für etwa fünf Atemzüge.

3

Drücke deinen Körper aus der Kindhaltung hoch, zurück auf deine Hände und Knie. Dann bewege dich in die Plank-Pose. Positioniere deine Schultern über deinen Händen und strecke deine Beine, während du auf die Ballen deiner Füße steigst. Halte deine Bauchmuskeln angespannt und die Wirbelsäule lang. Deine Füße sollten hüftbreit auseinander und die Fersen nach hinten gedrückt sein.

4

Du kannst in der Plank-Pose auf den Handflächen bleiben oder auf die Unterarme gehen, um die Übung herausfordernder zu gestalten. Diese Variation wird Delfin-Plank genannt. Achte darauf, deine Wirbelsäule gerade und dein Gesäß unten zu halten. Halte diese Position für drei bis fünf Atemzüge.

5

Verbleibe drei bis fünf Atemzüge in der Plank-Pose. Atme danach aus und kehre auf Hände und Knie zurück. Begib dich anschließend zurück in die Kindhaltung. Atme hier ein paar Mal tief ein und aus, bevor du mit weiteren Übungen fortfährst.

6

Wenn du die normale Plank beherrschst, kannst du schwierigere Variationen versuchen. Hebe langsam ein Bein oder einen Arm vom Boden ab und halte die Position für einige Atemzüge. Achte darauf, dass deine Hüften stabil bleiben.

7

Beende die Übung nach einigen Runden in der Plank-Pose. Senke deine Knie sanft auf den Boden und komme wieder in die Kindhaltung. Warte drei bis fünf Atemzüge in der Kindhaltung, um deine Routine abzuschließen.

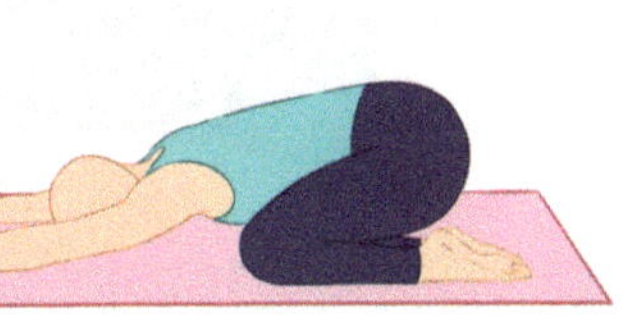

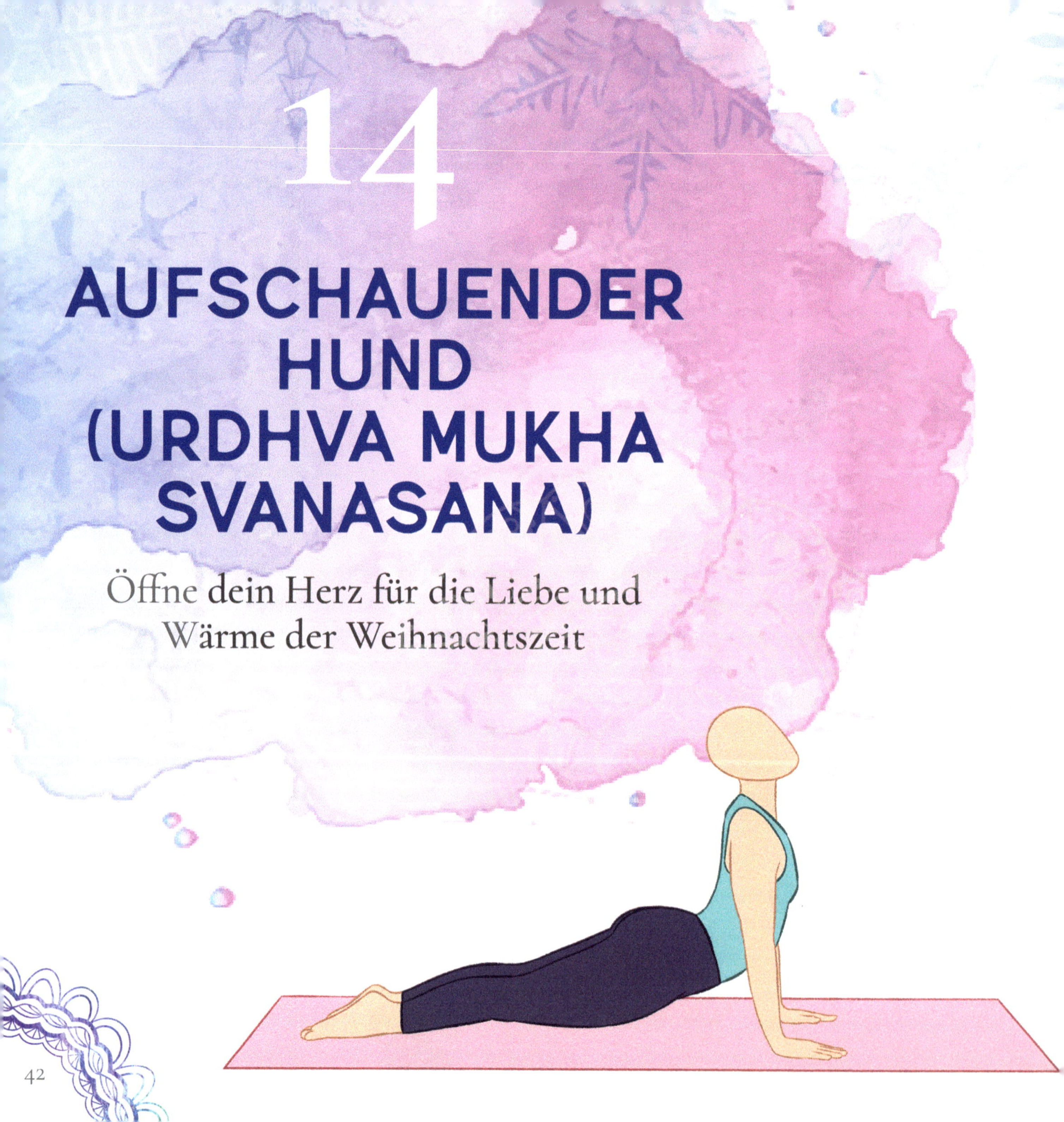

14

AUFSCHAUENDER HUND (URDHVA MUKHA SVANASANA)

Öffne dein Herz für die Liebe und Wärme der Weihnachtszeit

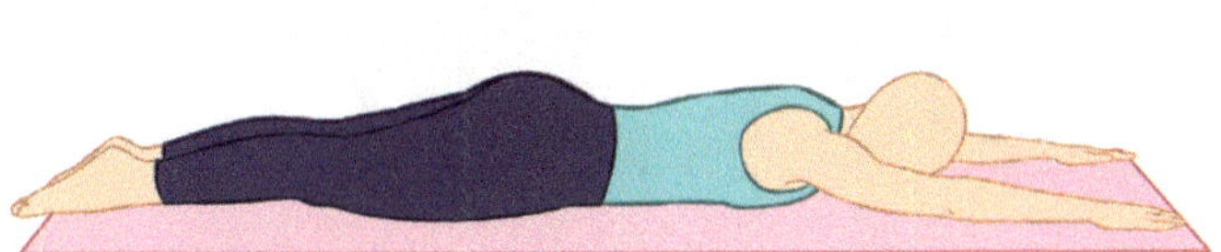

1

Beginne, indem du flach auf deinem Bauch liegst. Beuge deine Ellbogen und bringe deine Hände neben deine Brust, sodass deine Unterarme senkrecht zum Boden stehen. Ziehe deine Schulterblätter zusammen.

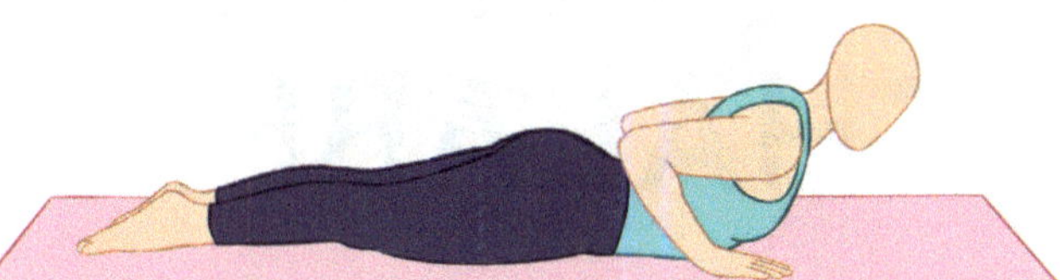

2

Drücke die inneren Kanten deiner Hände leicht in den Boden und ein kleines Stück nach hinten, als würdest du versuchen, deine untere Wirbelsäule aus deinem Becken herauszuziehen. Beginne damit, deinen Oberkörper vom Boden zu heben, während du deine Beine gerade und fest hältst.

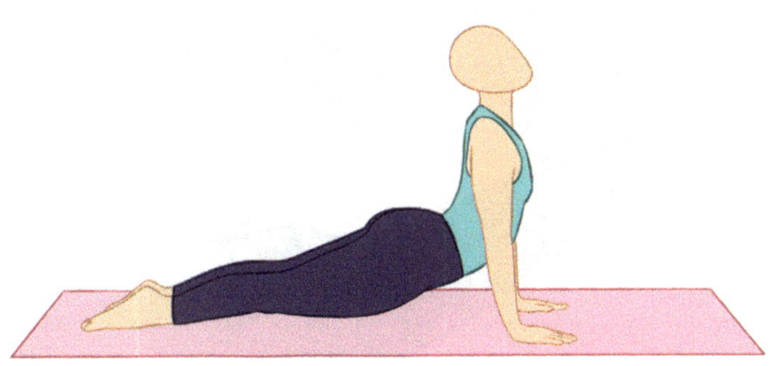

3

Atme ein und hebe deinen Oberkörper weiter an, während du gleichzeitig deine Hüften und Oberschenkel vom Boden abhebst. Neige deinen Kopf leicht nach hinten, aber nicht so weit, dass du den Hinterkopf zusammenpresst. Halte deine Arme gestreckt und deine Beine stark, während du die Oberseiten deiner Füße in den Boden drückst.

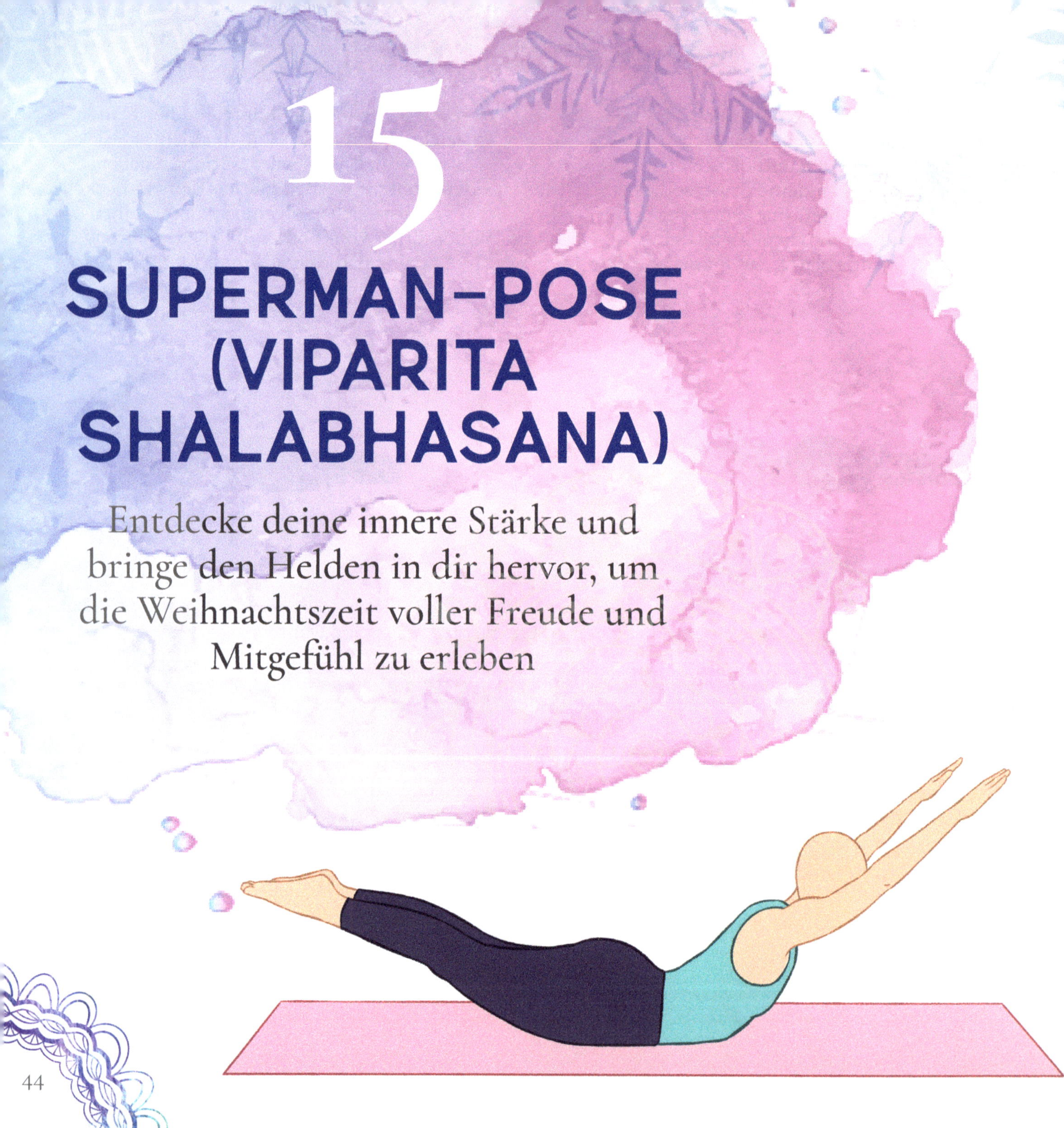

15

SUPERMAN-POSE (VIPARITA SHALABHASANA)

Entdecke deine innere Stärke und bringe den Helden in dir hervor, um die Weihnachtszeit voller Freude und Mitgefühl zu erleben

Beginne, indem du flach und mit dem Gesicht nach unten auf deinem Bauch liegst. Deine Arme sind vor dir ausgestreckt.

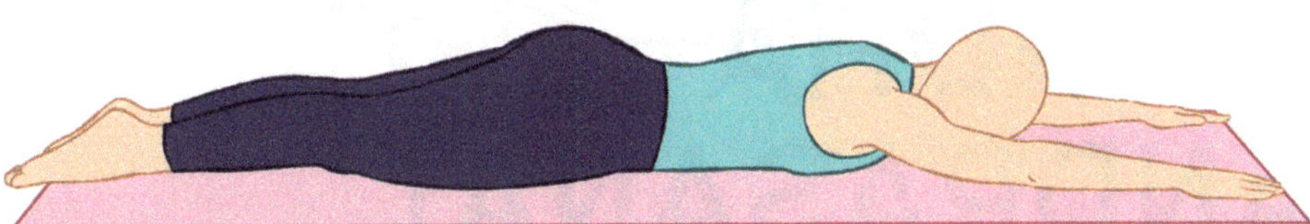

Hebe beim Ausatmen gleichzeitig deine Beine, Arme und Brust vom Boden ab und fixiere dabei deine Körpermitte. Du solltest aussehen, als würdest du wie Superman durch die Luft fliegen. Halte diese Position und atme dann beim Absenken in die Ausgangsposition ein.

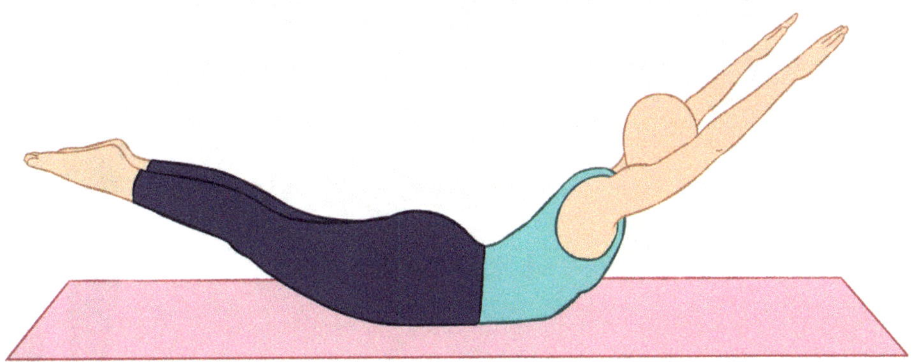

HALBMOND-POSE (ARDHA CHANDRASANA)

Finde Balance und Ruhe in der hektischen Weihnachtszeit, genau wie der Mond die Nacht erhellt

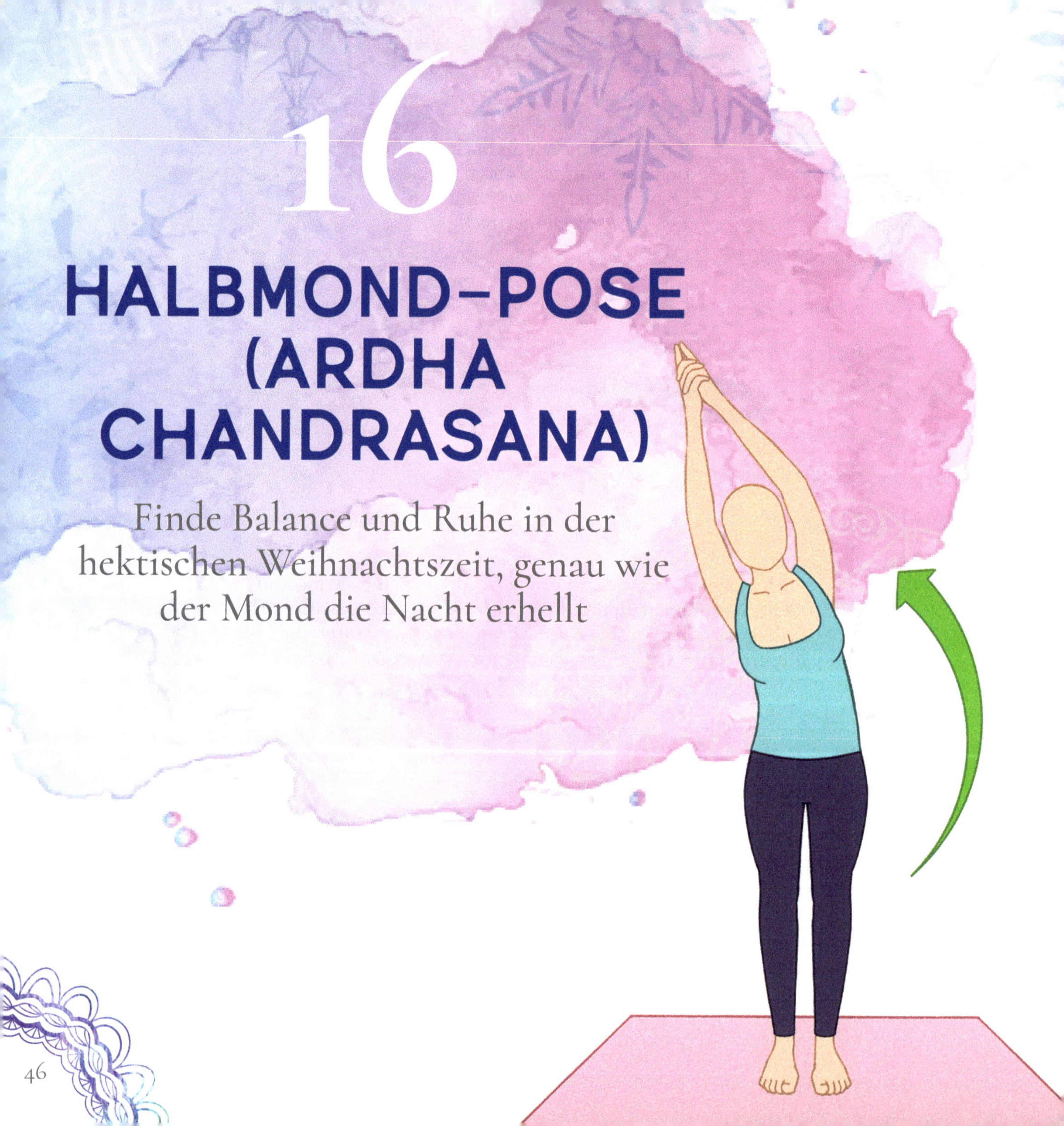

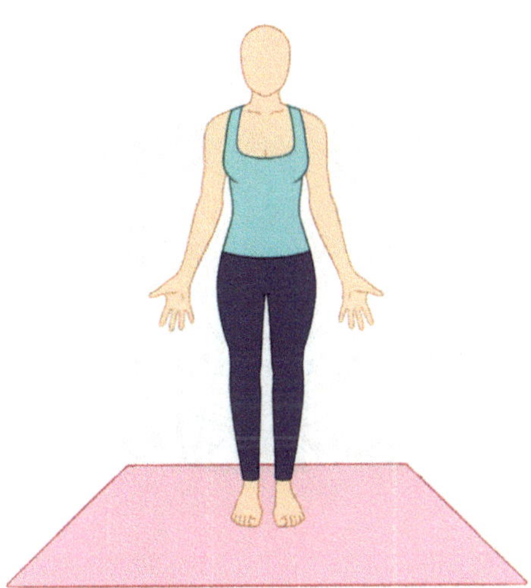

1

Stelle dich mit hüftbreit auf die Matte. Halte deine Arme an den Seiten und verteile dein Gewicht gleichmäßig auf beide Füße. Beginne gleichmäßig zu atmen. Drücke deine großen Zehen zusammen und trenne deine Fersen leicht voneinander. Hebe deine Zehen an und spreize sie, bevor du sie nacheinander wieder auf die Matte setzt. Strecke deine Beine und verlagere etwas Gewicht auf deine Fersen, während du darauf achtest, dein Gewicht gleichmäßig zu verteilen.

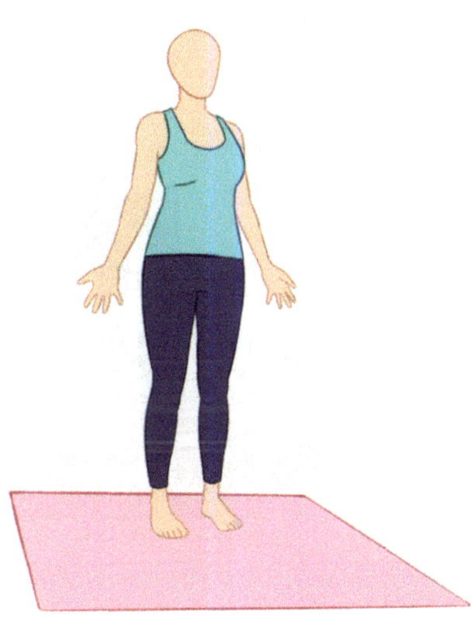

2

Drücke die Sohlen deiner Füße fest auf den Boden und strecke deine Beine durch. Aktiviere deine Oberschenkelmuskeln, um deine Kniescheiben zu heben und drehe deine Oberschenkel leicht nach innen. Ziehe deinen Bauchnabel leicht ein, sodass deine Hüften über den Knöcheln sind.

3

Atme ein und verlängere deinen Oberkörper. Atme aus und bewege deine Schulterblätter Richtung Taille. Halte Hüften und Schultern in einer geraden Linie und dein Kinn parallel zum Boden. Halte die Position für etwa eine Minute und atme dabei gleichmäßig.

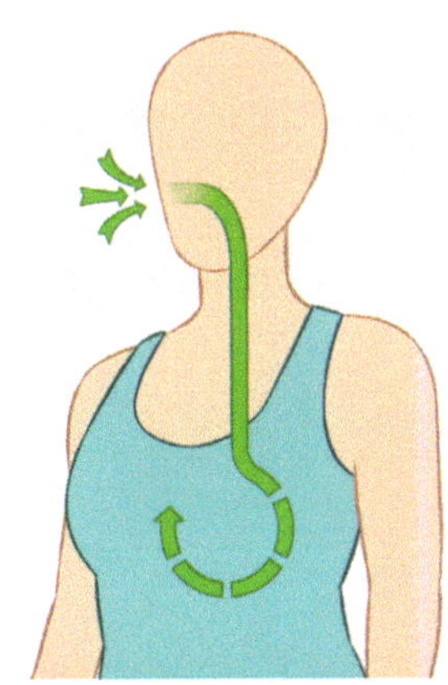

Hebe deine Arme seitlich und dann über deinen Kopf. Drücke die Schulterblätter nach unten und hinten, verflechte deine Finger und strecke die Zeigefinger nach oben. Deine Füße bleiben fest auf dem Boden.

5

Entspanne deine Schultern und deinen Rücken. Auch wenn du deine Hände und Arme nach oben streckst, sollten deine Schultern leicht abgesenkt und entspannt bleiben. Denke daran, nur deine Hände, Arme und Finger nach oben zu strecken. Wenn nötig, bewege deine Arme leicht nach vorne, um sie durchzustrecken.

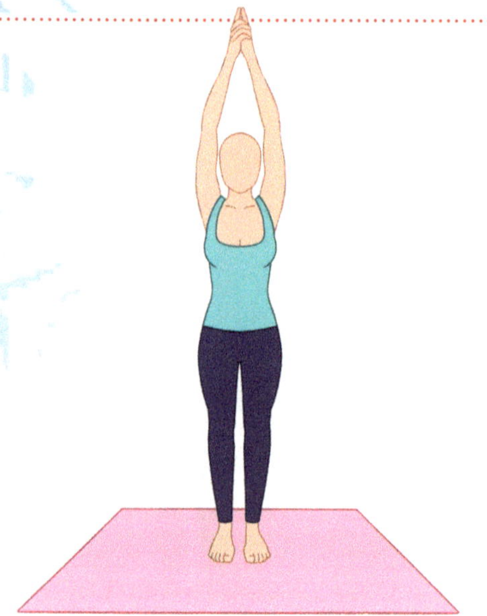

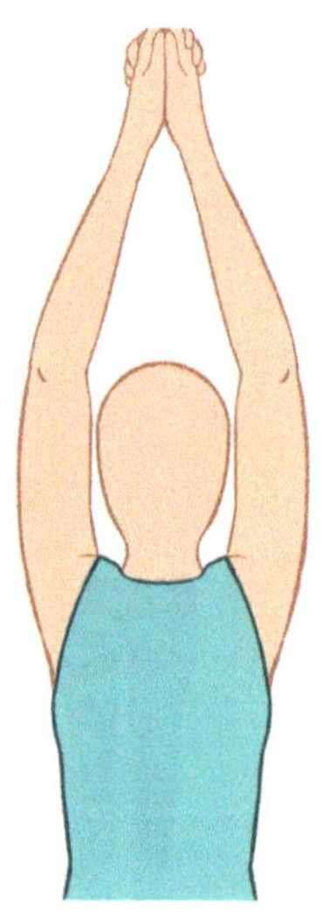

Verlagere deine Hüften nach links und strecke deine Zeigefinger nach rechts, um eine Halbmondform mit deinem Körper zu bilden. Rolle die linke Seite deines Brustkorbs nach oben und ziehe deine rechte Hüfte leicht nach vorne. Dein Körper sollte in einer einzigen geraden Linie sein, als wäre er zwischen Glasscheiben eingeklemmt.

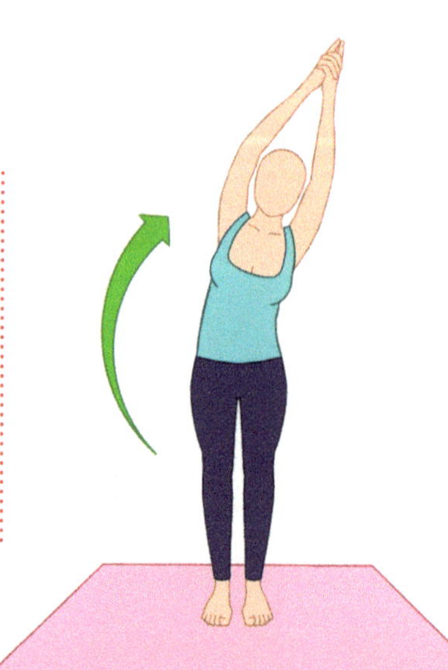

7

Atme ein und aus und halte **die** Position so lange, wie es sich **für** dich gut anfühlt. Kehre da**nn** zur Ausgangsposition zurü**ck**. Atme ein und richte deine**n** Oberkörper auf, während **du** gleichzeitig deine Füße fest **auf** den Boden drückst.

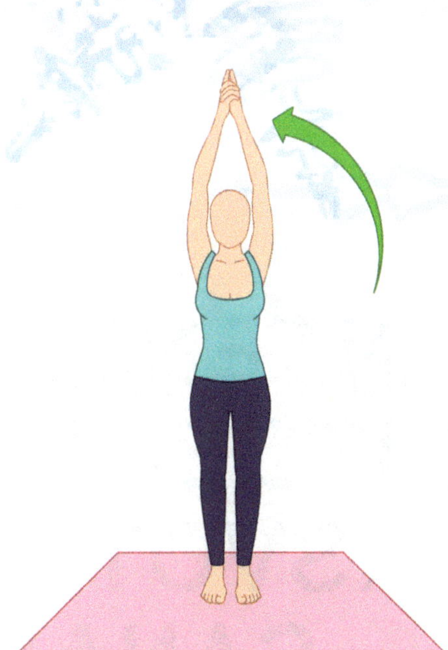

8

Kippe deine rechte Hüfte zur **Seite**, während du deinen Oberkörpe**r nach** links bewegst. Halte die Position **erneut** so lange, wie du dich wohl füh**lst. Du** könntest auf der einen Seite flexibler sein, also wundere dich nicht, wenn e**s kleine** Unterschiede gibt. DKehr anschli**eßend in** die Berg-Position zurück oder le**ge deine** Hände auf den unteren Rücken. **Mache** eine kleine Rückbeuge, bevor d**u dich** nach vorne beugst.

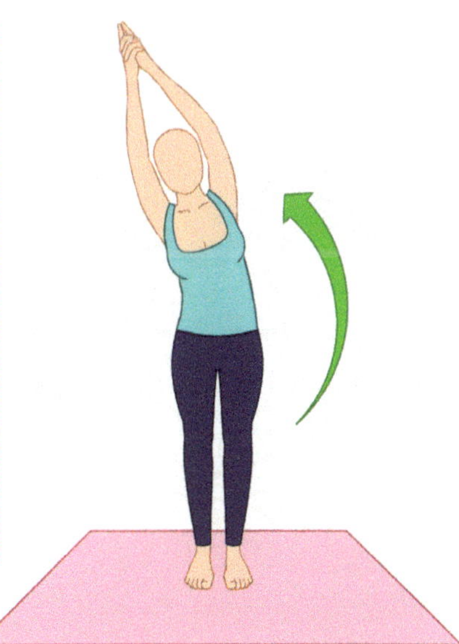

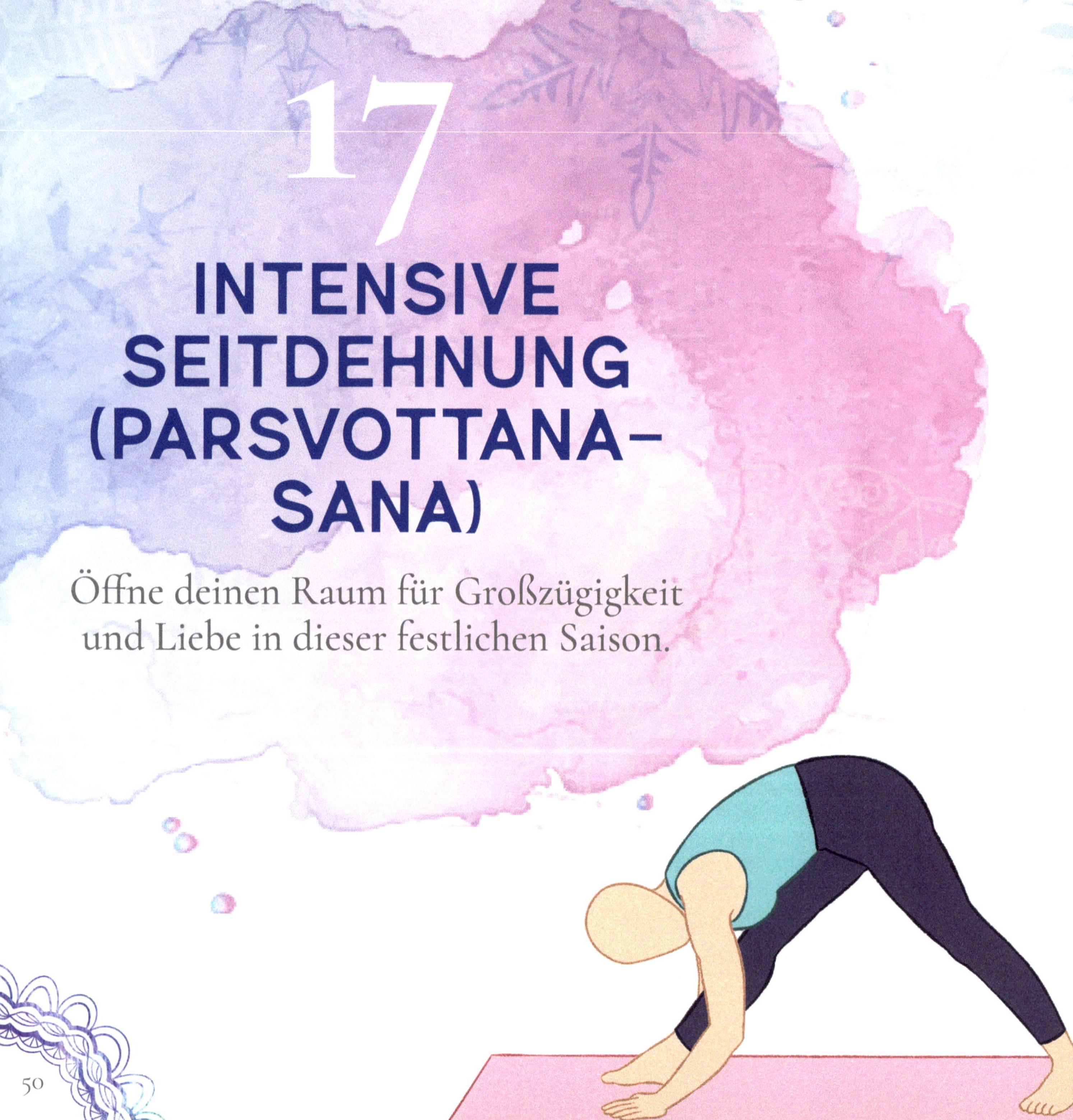

INTENSIVE SEITDEHNUNG (PARSVOTTANA- SANA)

Öffne deinen Raum für Großzügigkeit und Liebe in dieser festlichen Saison.

1

Starte in der Vierfüßlerstand-Position, mit den Händen direkt unter den Schultern und den Knien direkt unter den Hüften.

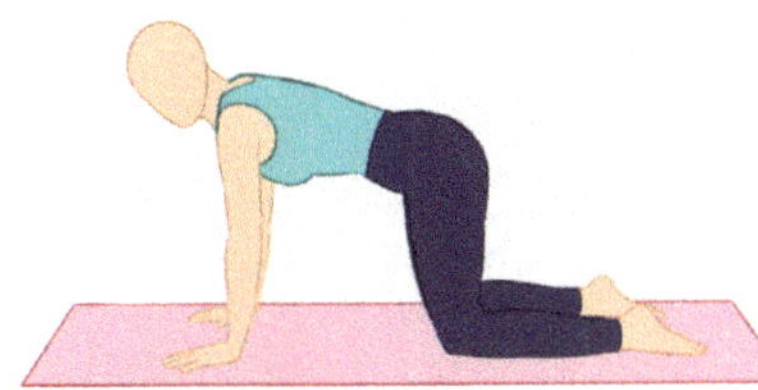

2

Drücke deine Hände fest in die Matte und strecke deine Beine durch, um in die Position des herabschauenden Hundes zu kommen.

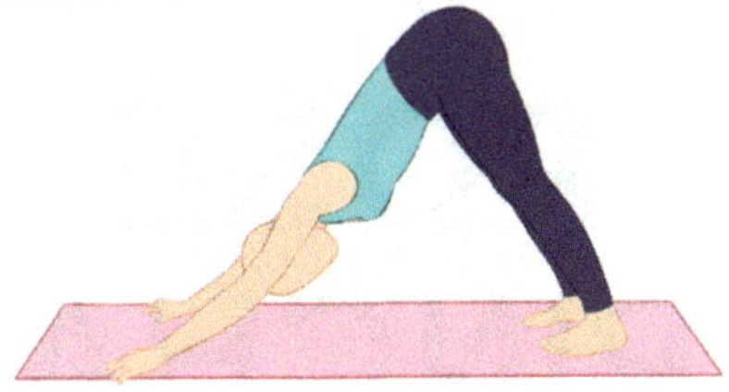

3

Hebe dein rechtes Bein so weit wie möglich Richtung Himmel.

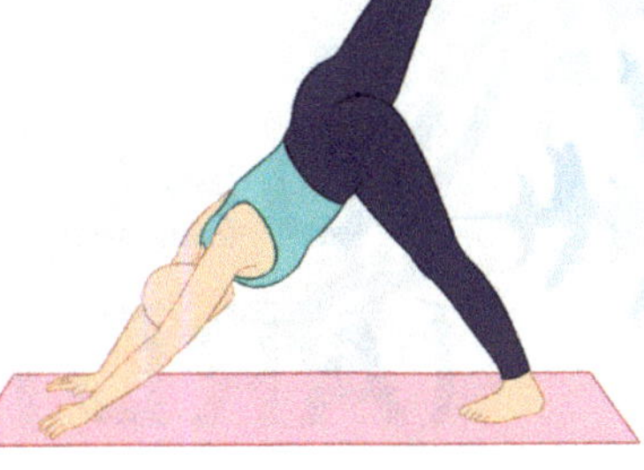

4

Beim Ausatmen bringe deinen rechten Fuß zwischen deine Hände und stelle **deinen hinteren Fuß in einem 45-Grad-Winkel auf die Matte.**

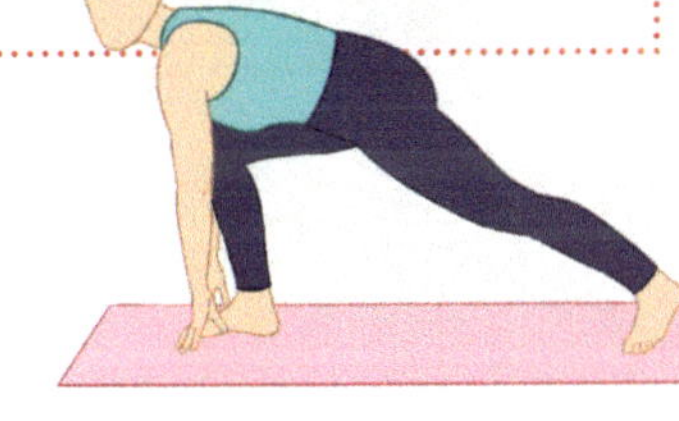

5

Richte dich langsam auf, strecke dein vorderes Bein durch und bringe deine Hüften in eine gerade Linie.

6

Beuge dich **mit geradem Rücken vor** und platziere **deine Handflächen auf der Matte** zu beiden Seiten deines rechten Fußes. Versuche, den Abstand zwischen deiner Brust und deinem Oberschenkel zu verringern.

7

Halte diese Position **für** bis zu 30 Sekunden. **Um** die Pose zu beenden, drücke dich einfach zurück in die Position des herabschauenden Hundes.

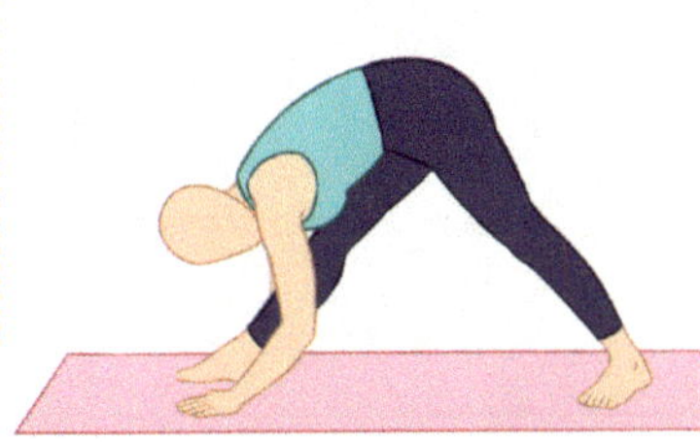

18

DELFIN-POSE (ARDHA PINCHA MAYURASANA)

Tauche tief in die Freude und Besinnlichkeit der Weihnachtszeit ein.

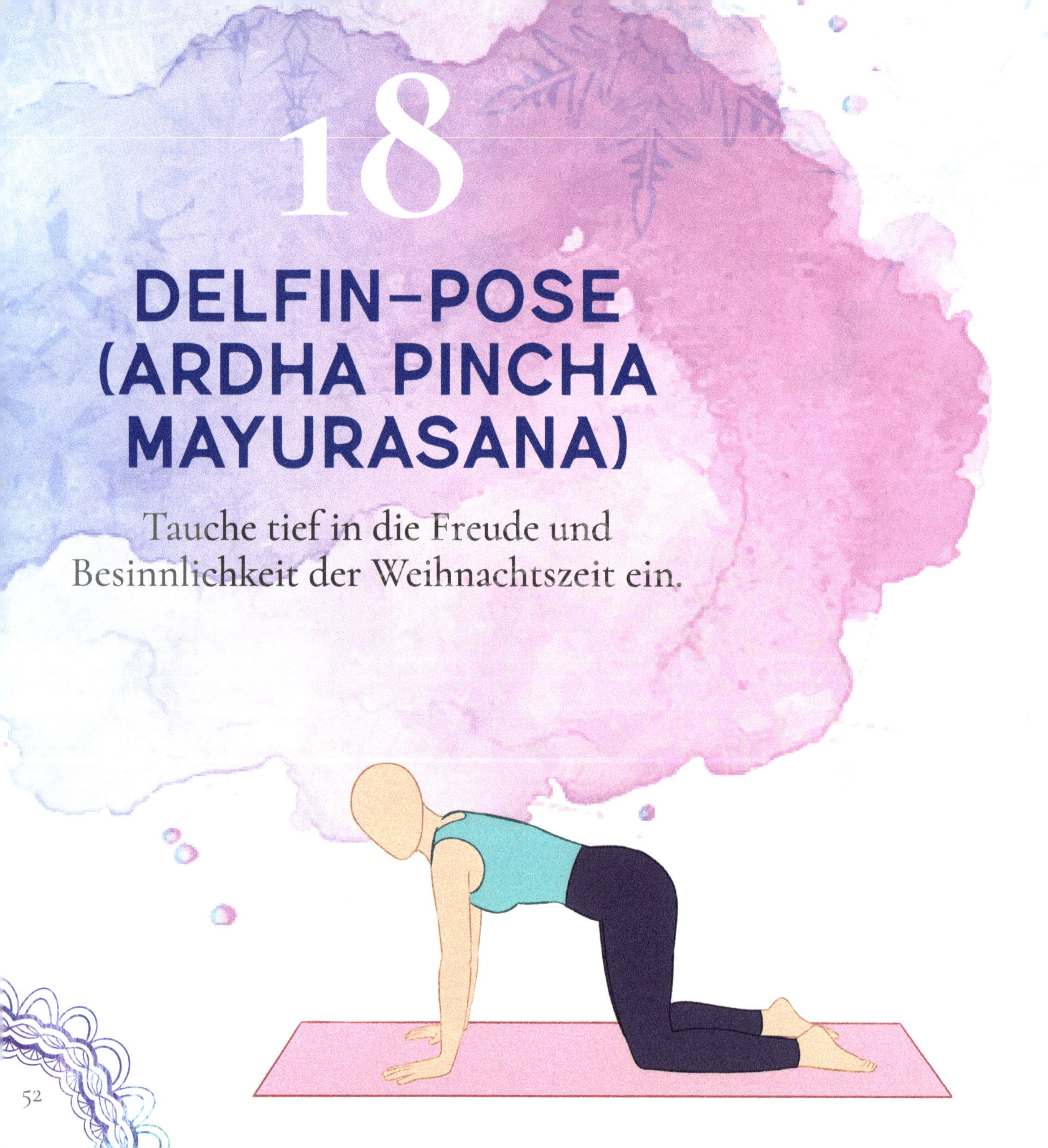

1

Setze dich auf deine Fersen und halte deinen Rücken gerade.

2

Beweg dich auf Hände und Knie, sodass deine Handflächen direkt unter den Schultern und deine Knie direkt unter den Hüften liegen.

3

Senke deine Ellbogen ab, bis deine Unterarme parallel zur Matte liegen und nach vorne zeigen.

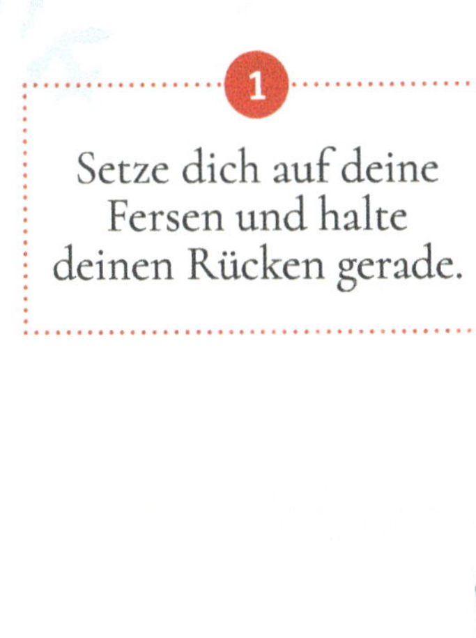

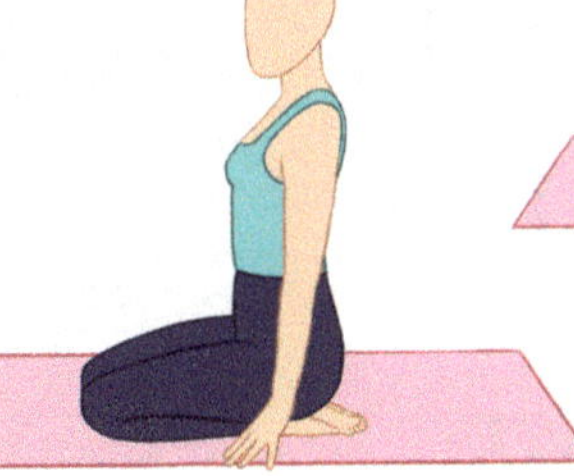

4

Klappe deine Zehen ein und hebe dein Gesäß Richtung Decke, während du sanft deine Fersen zurück auf die Matte drückst.

5

Halte diese Position für einige Atemzüge und schiebe dann deine Hüften zurück, um deine Wirbelsäule zu strecken und deine Beine zu begradigen. Halte die Position für 30 bis 60 Sekunden.

6

Wenn du bereit bist, die Position zu lösen, komme vorsichtig wieder auf die Knie.

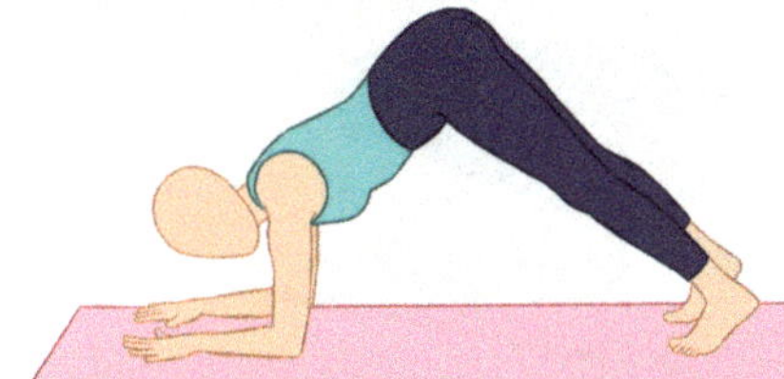

19

BOGEN-POSE (DHANURASANA)

Öffne dein Herz für die Geschenke der Weihnachtszeit.

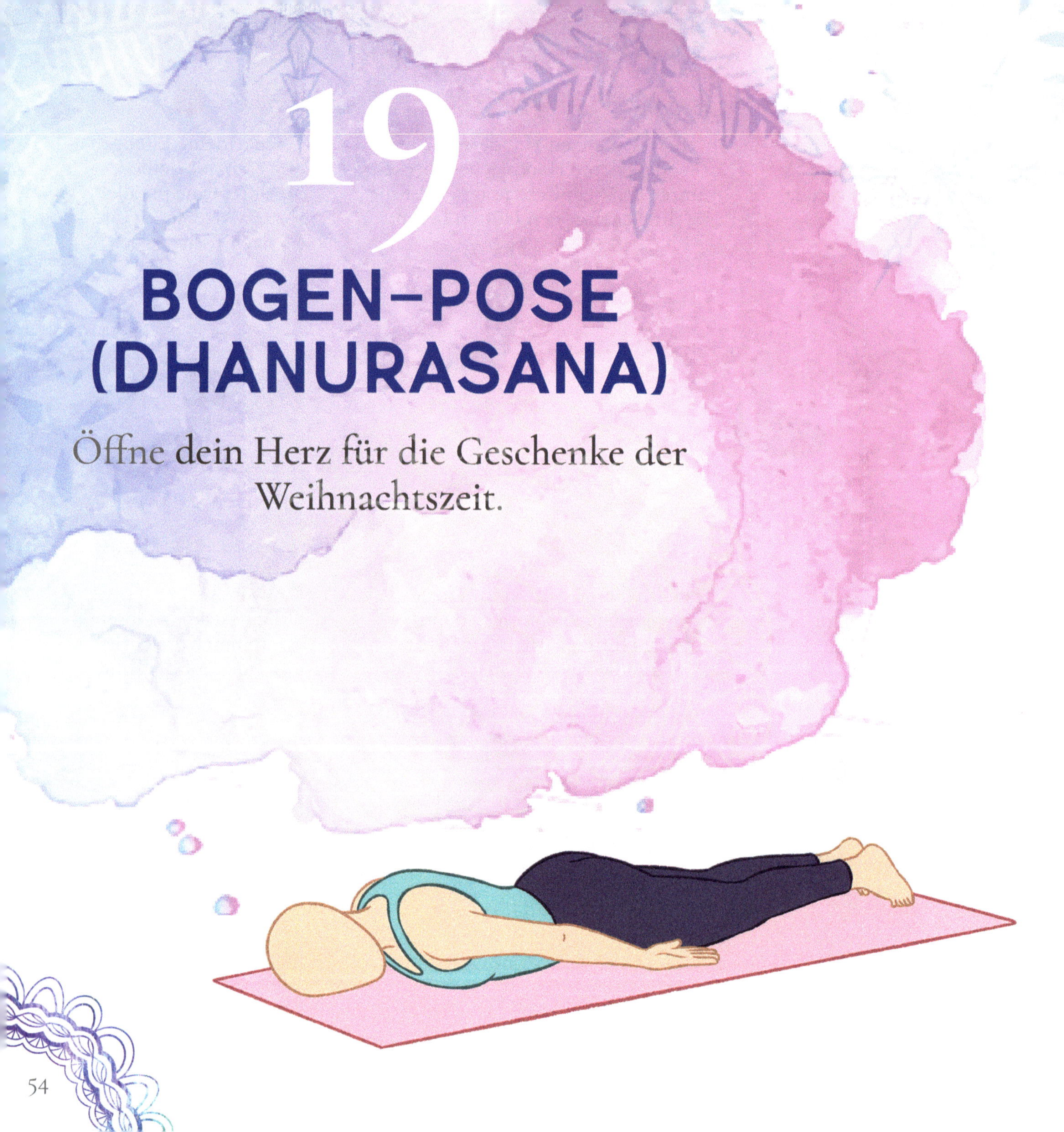

1

Lege dich flach auf den Bauch und lasse deine Arme neben deinem Körper liegen, Handflächen nach oben.

2

Atme aus und beuge deine Knie. Ziehe deine Füße in Richtung deines Gesäßes.

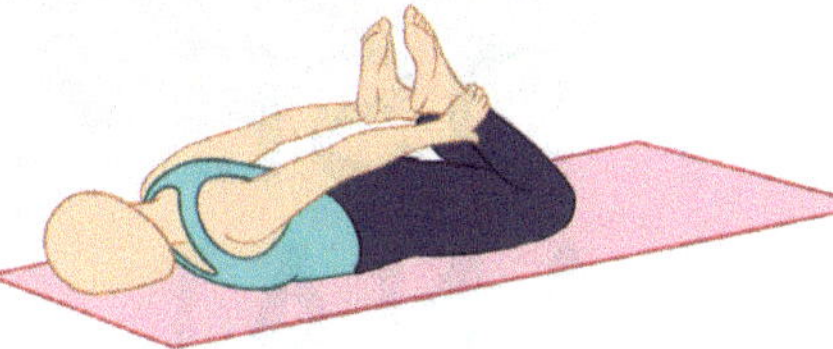

3

Greife mit deinen Händen nach hinten und umfasse deine Knöchel. Deine Knie sollten etwa hüftbreit auseinander sein.

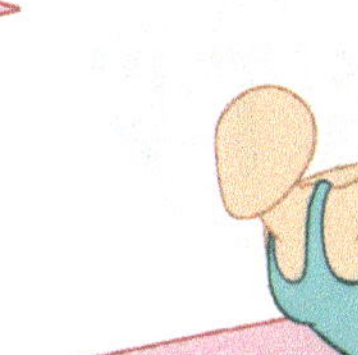

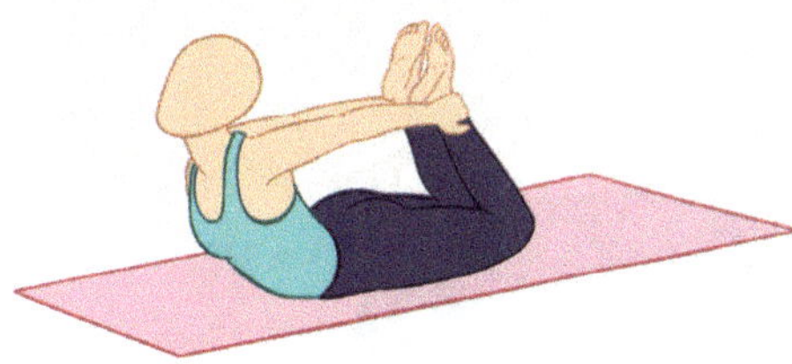

4

Atme ein und hebe deine Füße und Oberschenkel vom Boden ab, während du gegen deine Hände ziehst. Dadurch sollte sich auch deine Brust vom Boden abheben, so dass du auf deinem Hüftbereich ruhst. Ziehe deine Schulterblätter zusammen.

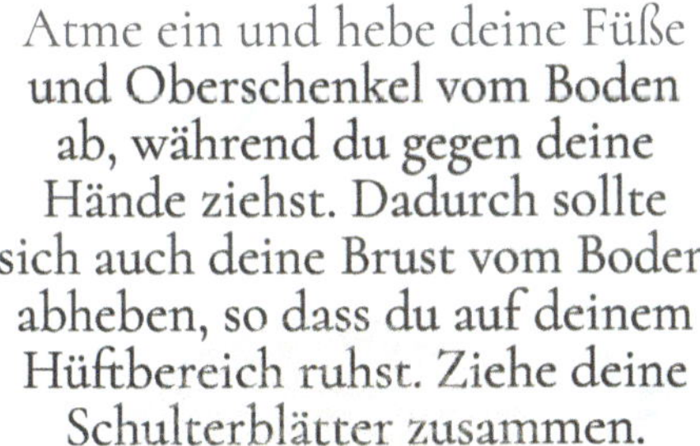

5

Atme langsam und tief. Halte diese Position für bis zu 30 Sekunden.

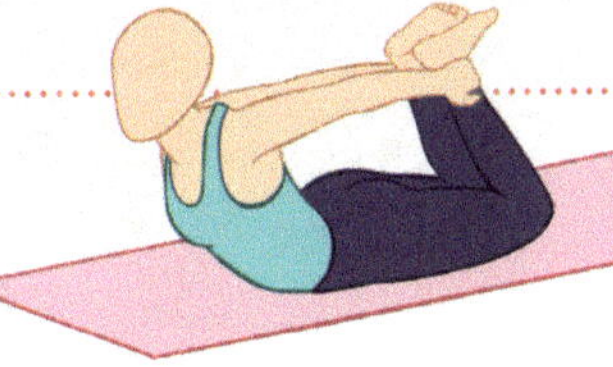

6

Lasse dich langsam wieder auf die Matte sinken.

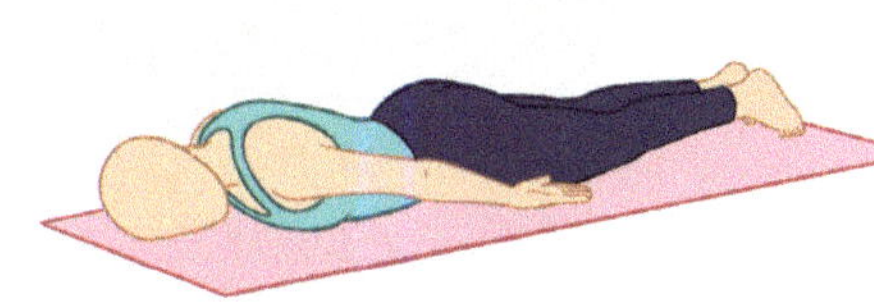

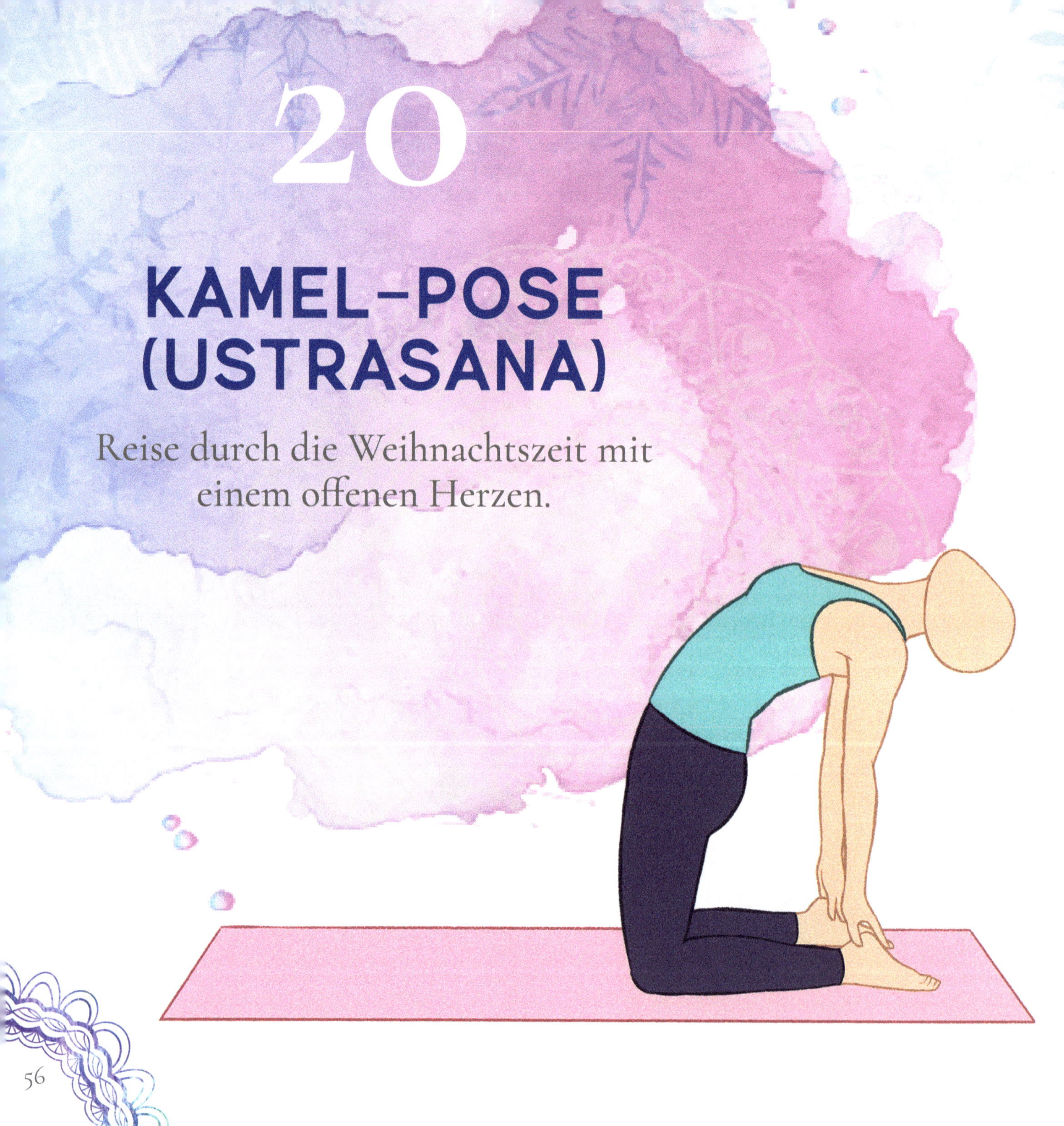

20

KAMEL-POSE (USTRASANA)

Reise durch die Weihnachtszeit mit einem offenen Herzen.

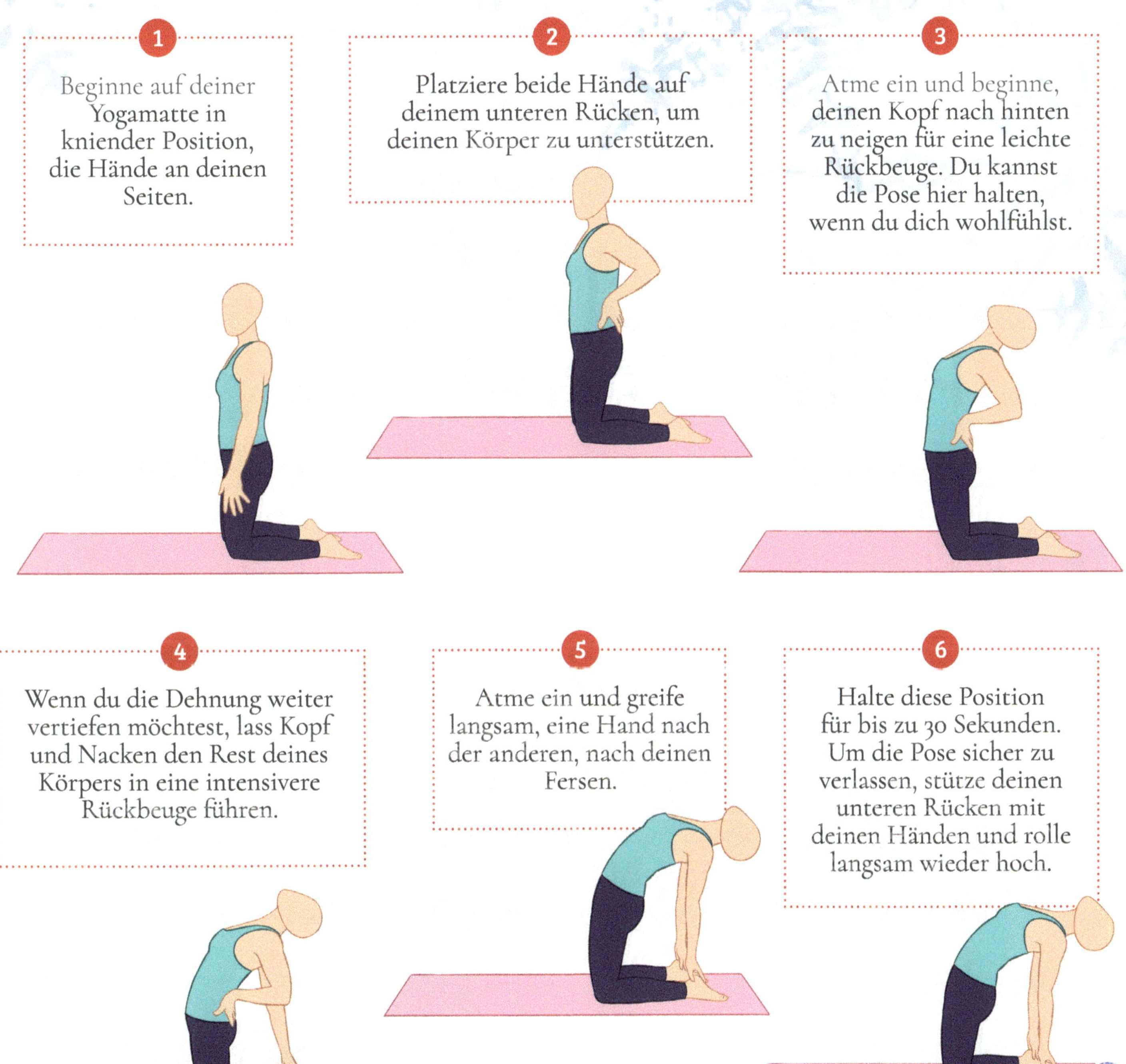

1
Beginne auf deiner Yogamatte in kniender Position, die Hände an deinen Seiten.

2
Platziere beide Hände auf deinem unteren Rücken, um deinen Körper zu unterstützen.

3
Atme ein und beginne, deinen Kopf nach hinten zu neigen für eine leichte Rückbeuge. Du kannst die Pose hier halten, wenn du dich wohlfühlst.

4
Wenn du die Dehnung weiter vertiefen möchtest, lass Kopf und Nacken den Rest deines Körpers in eine intensivere Rückbeuge führen.

5
Atme ein und greife langsam, eine Hand nach der anderen, nach deinen Fersen.

6
Halte diese Position für bis zu 30 Sekunden. Um die Pose sicher zu verlassen, stütze deinen unteren Rücken mit deinen Händen und rolle langsam wieder hoch.

LOTOS-SITZ (PADMASANA)

Finden Sie innere Ruhe im Herzen des Weihnachtstrubels.

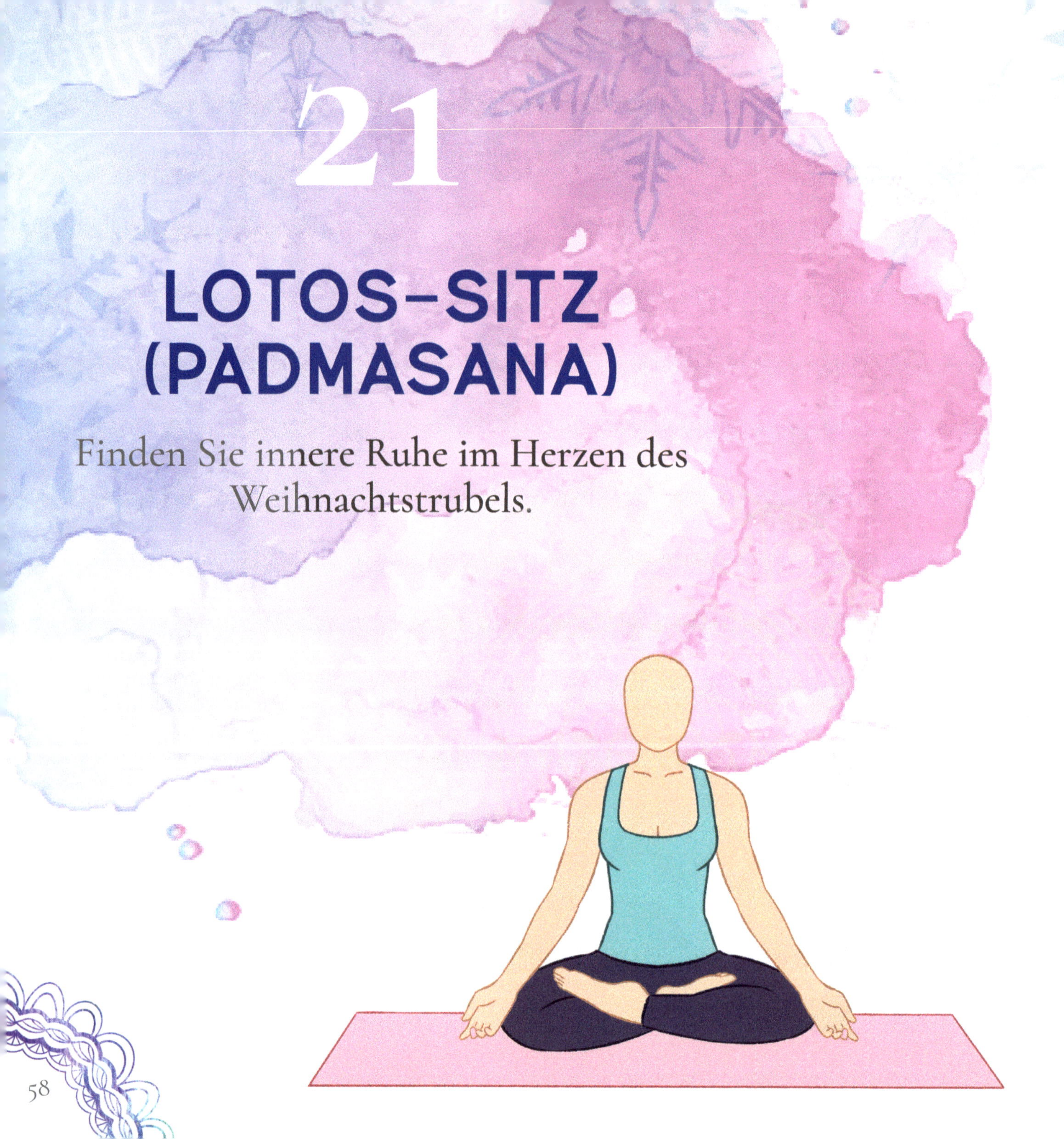

1

Setz dich mit gestreckten Beinen auf den Boden, halte deinen Rücken gerade und die Arme an deinen Seiten.

2

Beuge dein rechtes Knie und ziehe es zur Brust. Ziehe sanft deinen rechten Knöchel in die Beuge deines linken Hüftgelenks.

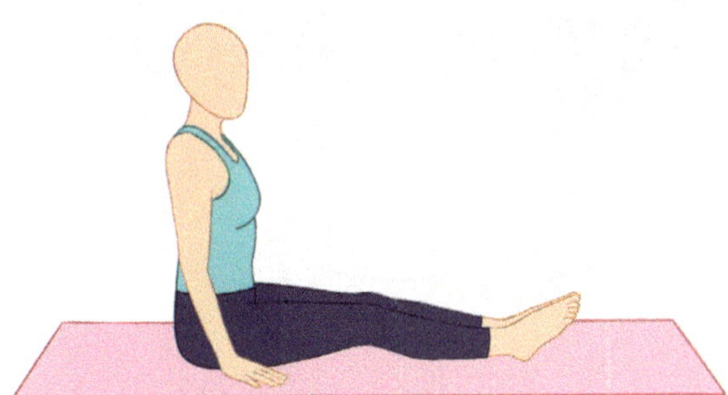

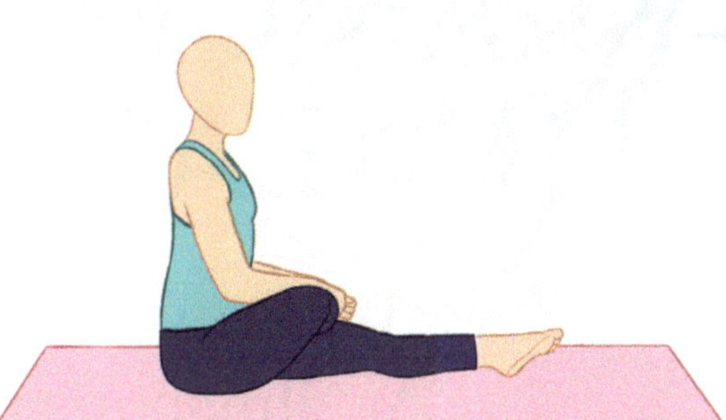

3

Beuge dein linkes Knie und ziehe es zur Brust, sodass es in der Hüftbeuge ruht. Lege deine Hände auf die Knie, wobei die Handflächen zum Himmel zeigen.

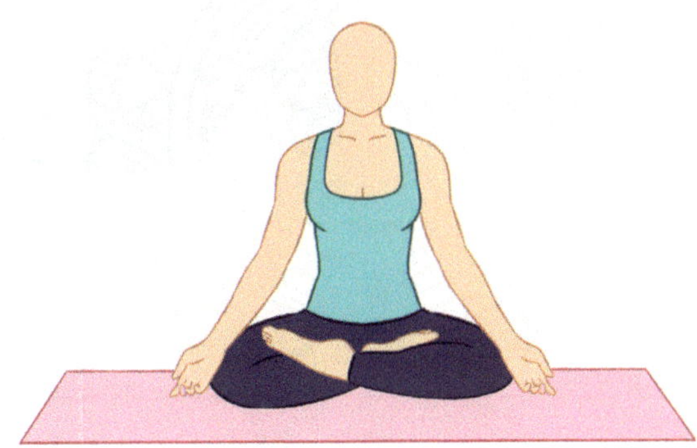

KRANICH-POSE (MALASANA)

Anmutig und Erdverbunden, Wie Ein Weihnachtsengel

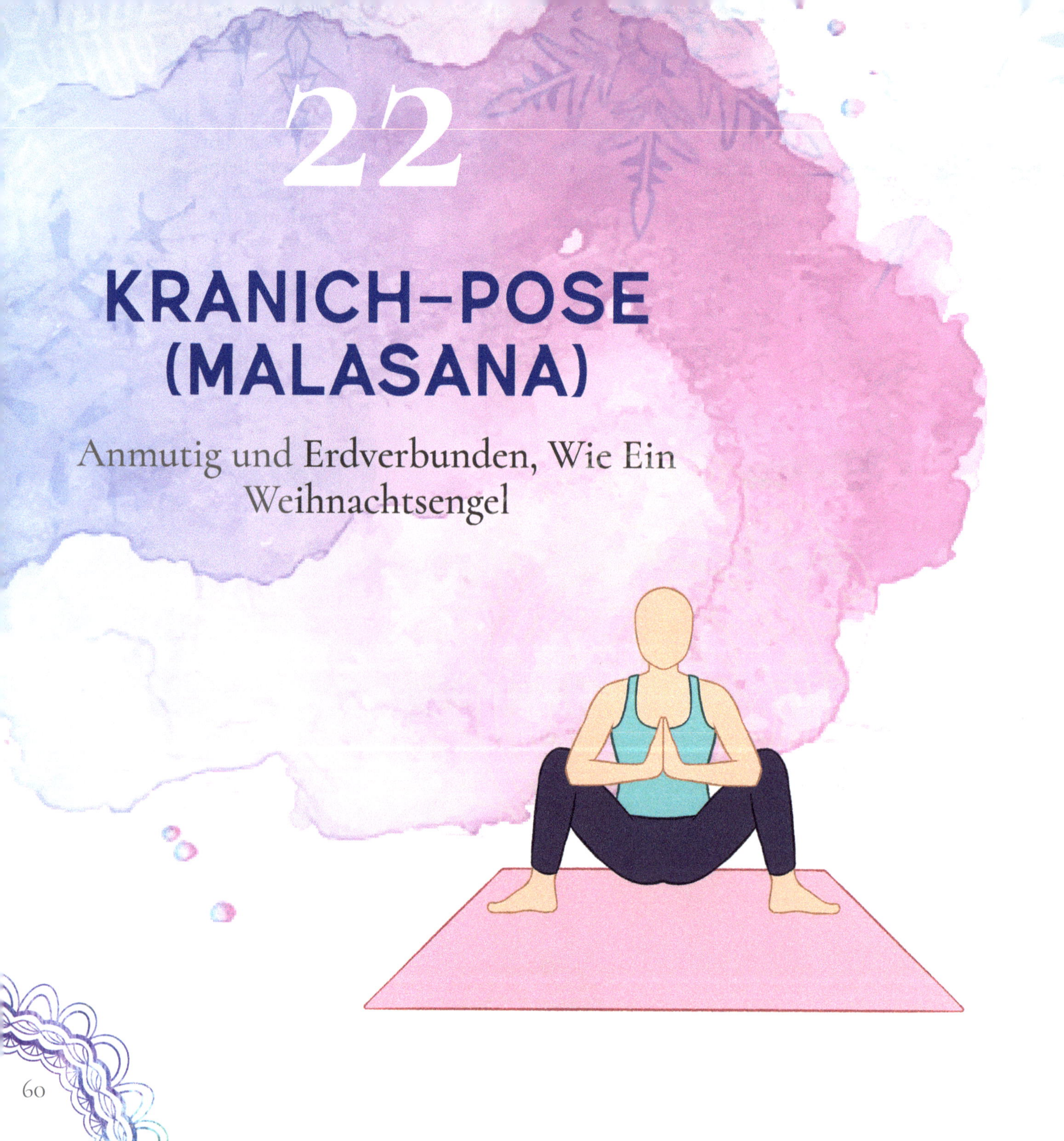

1

Stelle deine Füße etwas weiter als hüftbreit auseinander und richte deine Zehen etwa 45 Grad nach außen, sodass die Knie ebenfalls nach außen zeigen. Bringe deine Hände über deinem Kopf in die Gebetshaltung.

2

Ziehe deinen Bauchnabel leicht Richtung Rippenbogen, um ein leichtes Hohlkreuz zu vermeiden und deine Körpermitte zu aktivieren.

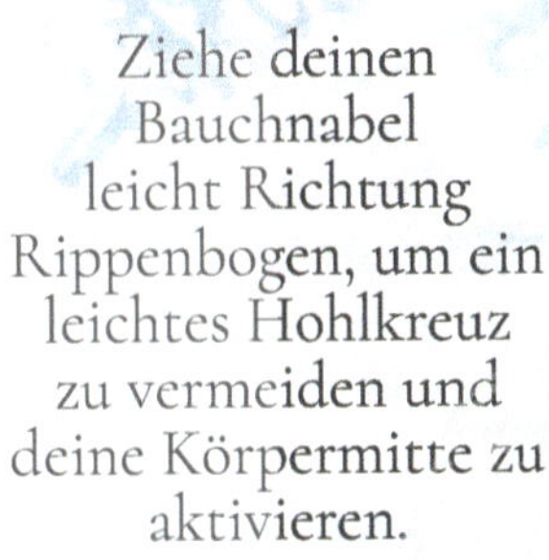
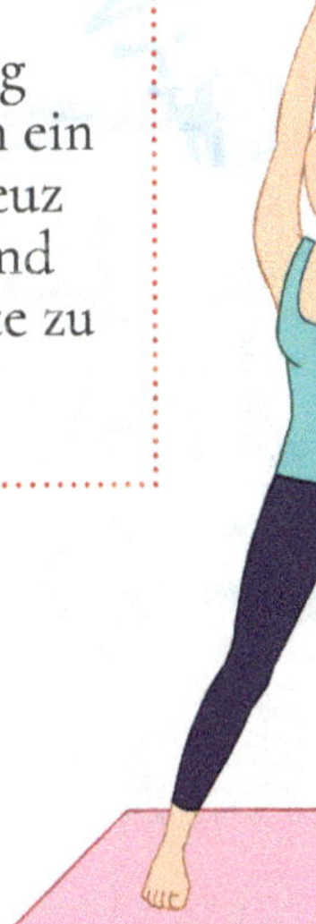

3

Wenn du bereit bist, drücke deine Fersen fest in den Boden und beginne, deine Hüften langsam Richtung Erde zu senken. Achte darauf, dass dein Rücken gerade bleibt. Lass dir Zeit und senke nicht einfach nach unten. Deine Knie sollten in die gleiche Richtung wie deine Füße zeigen.

4

Strecke dich durch dein Brustbein nach vorne und, falls möglich, drücke deine Ellenbogen gegen die Innenseiten deiner Knie für eine intensivere Dehnung. Du kannst geradeaus schauen oder die Augen schließen, um dich besser auf deine anderen Sinne zu konzentrieren.

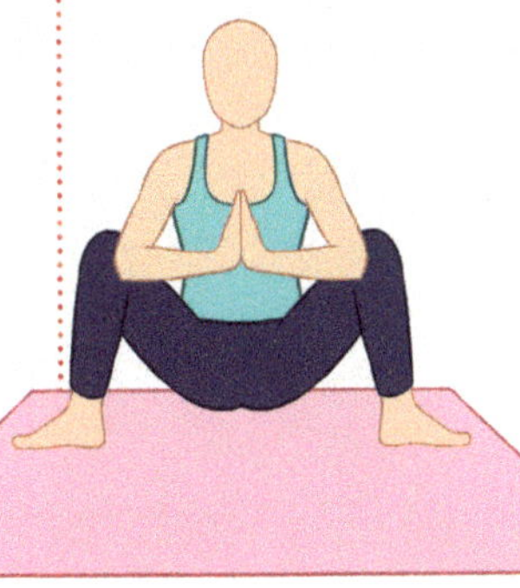

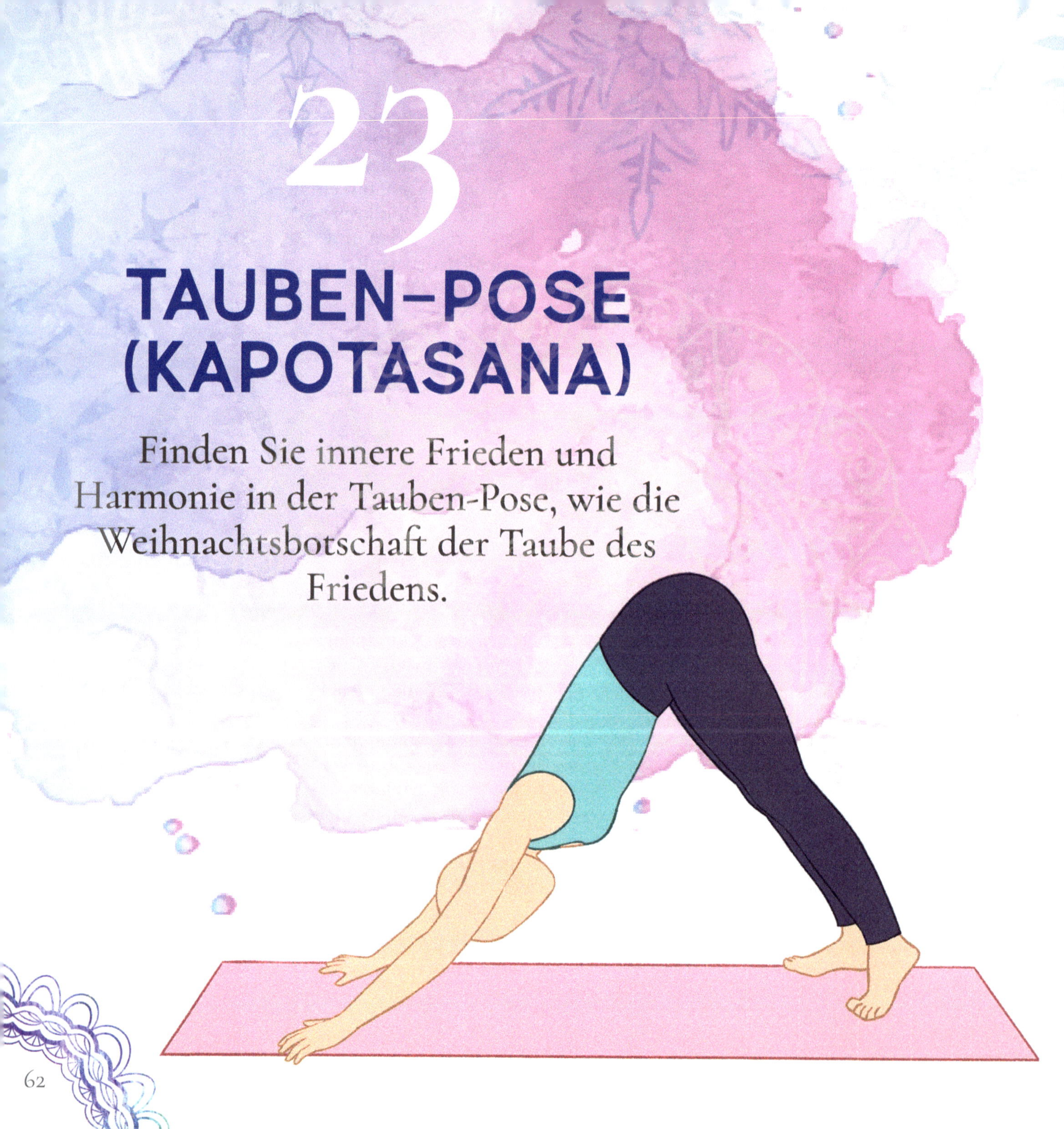

TAUBEN-POSE (KAPOTASANA)

Finden Sie innere Frieden und Harmonie in der Tauben-Pose, wie die Weihnachtsbotschaft der Taube des Friedens.

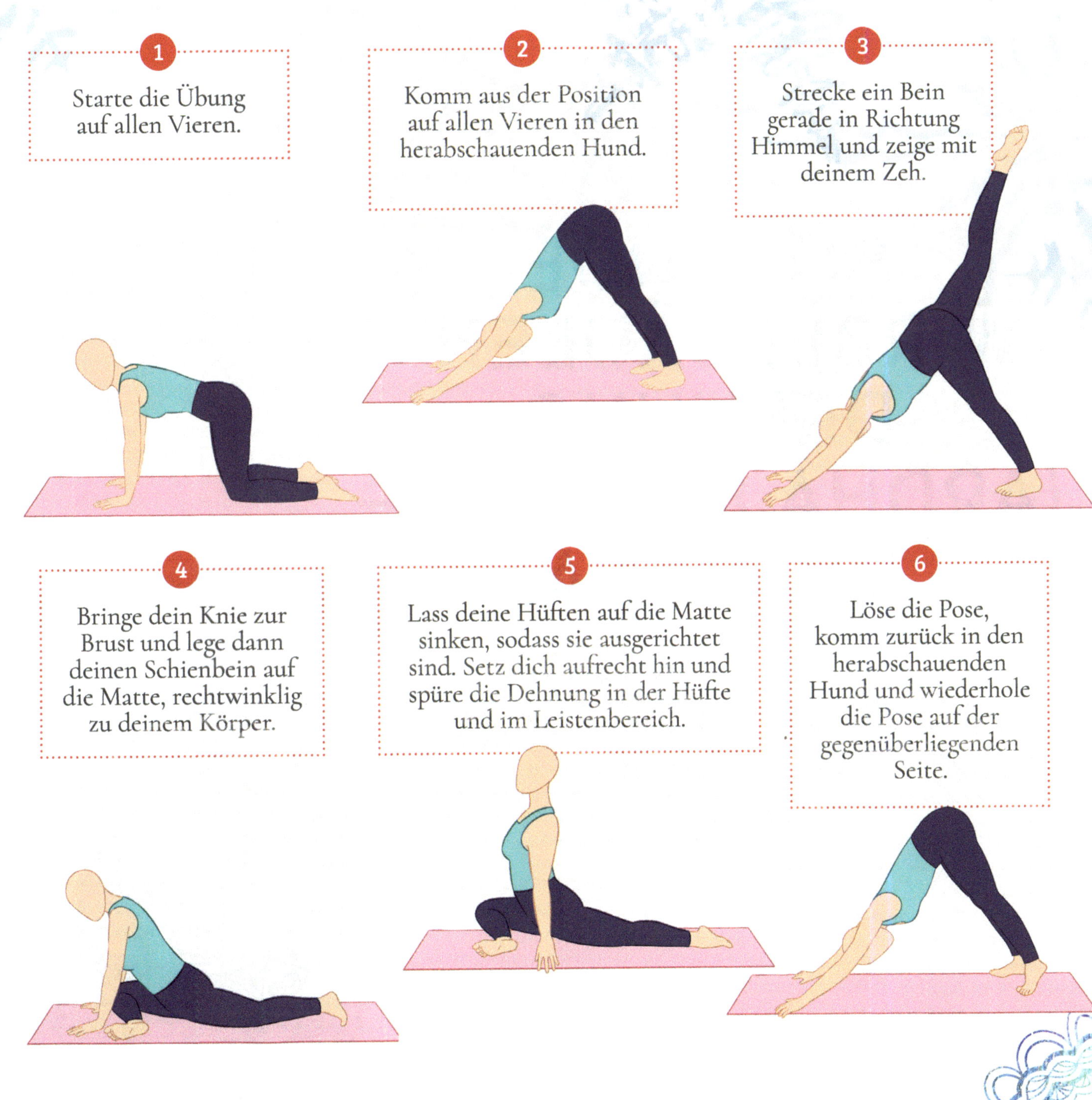

1
Starte die Übung auf allen Vieren.

2
Komm aus der Position auf allen Vieren in den herabschauenden Hund.

3
Strecke ein Bein gerade in Richtung Himmel und zeige mit deinem Zeh.

4
Bringe dein Knie zur Brust und lege dann deinen Schienbein auf die Matte, rechtwinklig zu deinem Körper.

5
Lass deine Hüften auf die Matte sinken, sodass sie ausgerichtet sind. Setz dich aufrecht hin und spüre die Dehnung in der Hüfte und im Leistenbereich.

6
Löse die Pose, komm zurück in den herabschauenden Hund und wiederhole die Pose auf der gegenüberliegenden Seite.

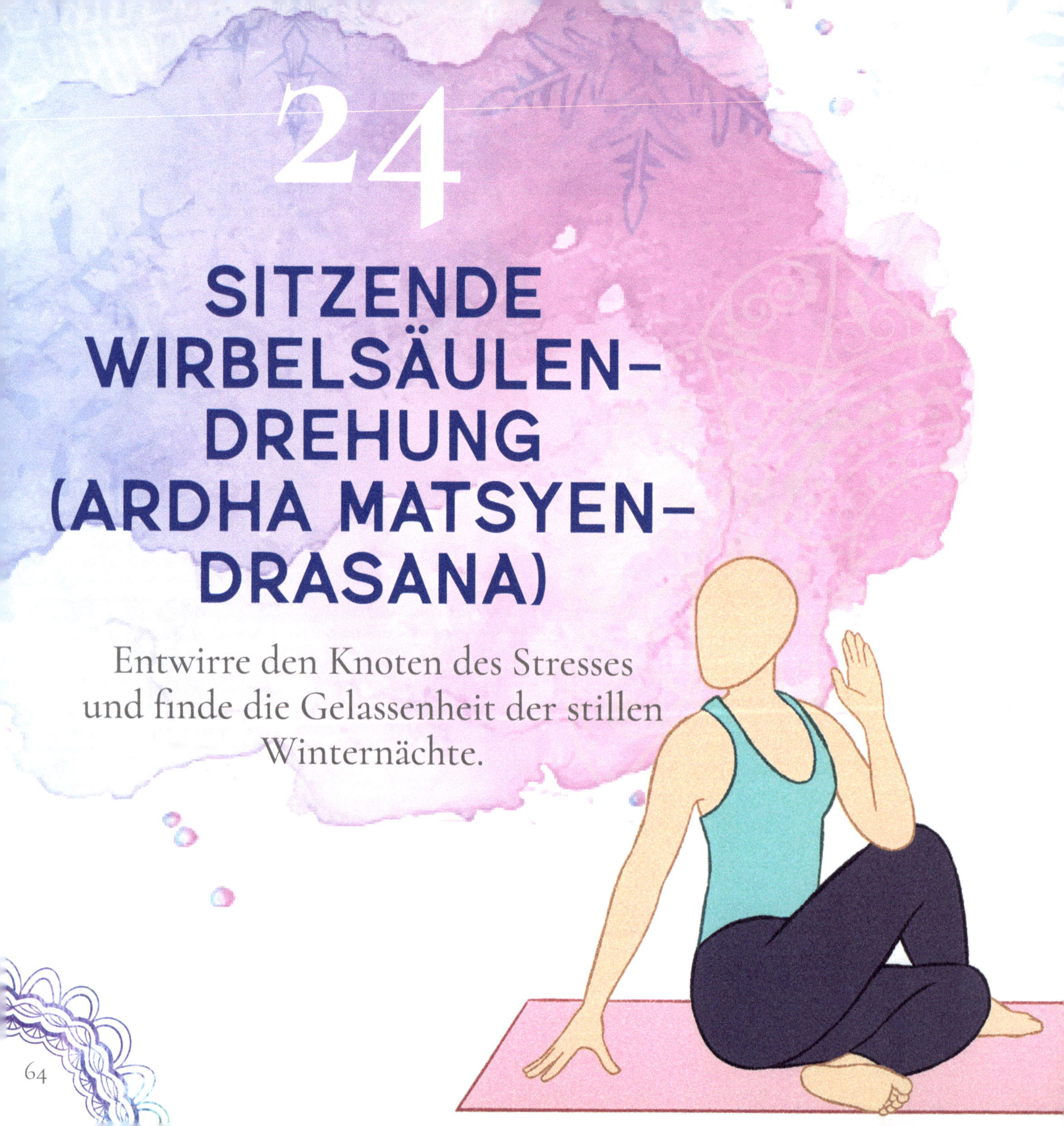

24

SITZENDE WIRBELSÄULEN- DREHUNG (ARDHA MATSYEN- DRASANA)

Entwirre den Knoten des Stresses und finde die Gelassenheit der stillen Winternächte.

1

Setz dich aufrecht auf deine Yogamatte, strecke deine Beine vor dir aus und lege deine Hände auf deine Oberschenkel.

2

Beuge dein rechtes Knie und lege deinen rechten Fuß neben deinem linken Oberschenkel ab. Du solltest das Gefühl haben, als würdest du in einer engen, halb gekreuzten Sitzposition sitzen.

3

Beuge dein linkes Knie und platziere deinen linken Knöchel neben deinem rechten Gesäß. Dein rechter Fuß sollte fest auf dem Boden bleiben. Richte deine Hüften so aus, dass sie gleichmäßig sind.

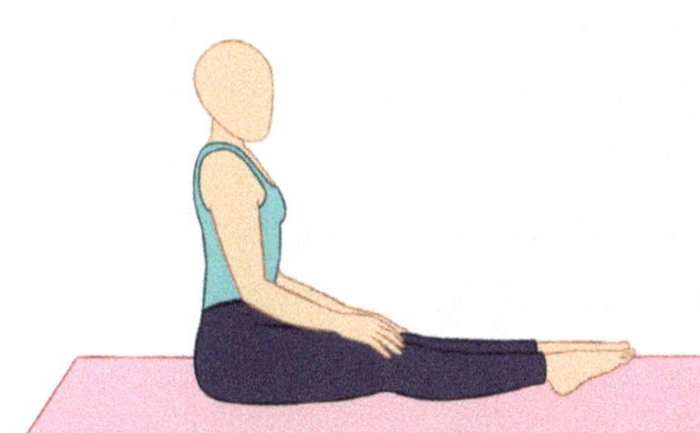

4

Strecke deinen rechten Arm nach hinten und platziere deine Fingerspitzen leicht auf dem Boden, während du deinen Körper sanft nach rechts drehst. Hebe deinen linken Arm nach oben.

5

Hake deinen linken Arm um dein gebeugtes rechtes Knie. Atme tief ein und atme aus, während du dich weiter nach rechts drehst. Bei jedem Ausatmen drehst du deinen Körper weiter. Löse die Pose vorsichtig und wiederhole sie dann auf der anderen Seite.

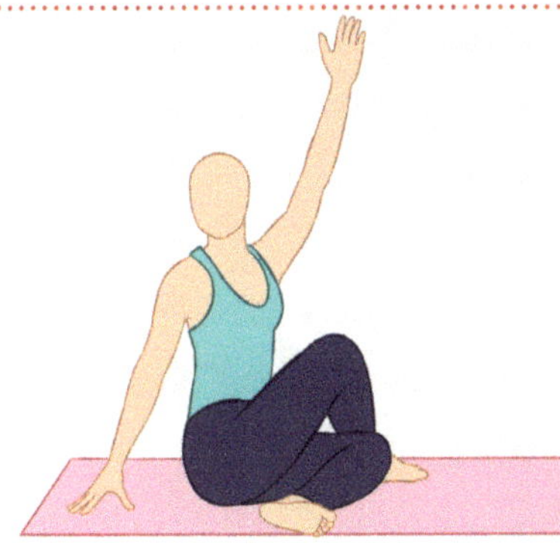

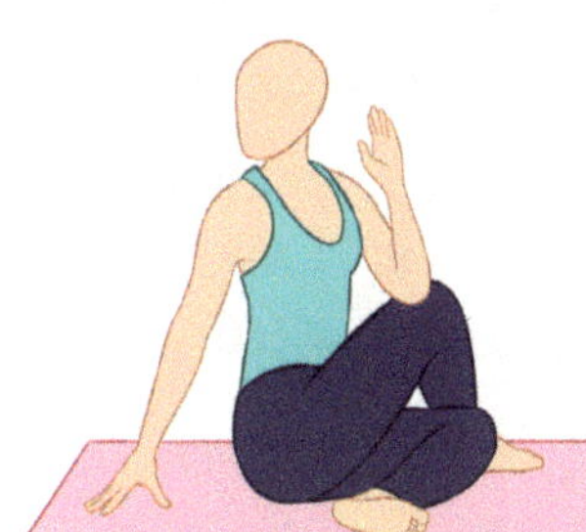

Impressum

Für Fragen und Anregungen:
info@dulangon-verlag.de

ISBN: 978-3-910661-24-0

Originalausgabe
Erste Auflage 2023
© 2023 Imprint der Dulangon LLC, St. Petersburg, US

Redaktion: Marianne Link
Lektorat und Korrektorat: Peter Klausen
Covergestaltung: Danileoart, www.danileoart.com
Satz und Layout: Danileoart